U0297562

大国医经典医案赏析系列（第二辑）

祝味菊经典医案赏析

总主编　吴少祯　李家庚

主　编　李家庚　蒋跃文　曾江琴

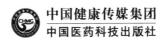
中国健康传媒集团
中国医药科技出版社

内 容 提 要

祝味菊（公元 1884~1951 年），沪上名医，民国年间"祝派医学"创始人。临床上善用附子，人誉"祝附子"，为火神派中独树一帜的著名医家。

本书精选了祝氏 200 余则医案，将其分为内科、外科、妇科、眼科等类别，在每一则病案的后面用赏析的方式对该案例的证候表现、用药特点、治疗思路等进行解析。全书可读性强，能启迪后学，为当今中医临床提供参考和借鉴。

图书在版编目（CIP）数据

祝味菊经典医案赏析 / 李家庚，蒋跃文，曾江琴主编.—北京：中国医药科技出版社，2019.7

（大国医经典医案赏析系列. 第二辑）

ISBN 978-7-5214-1044-0

Ⅰ. ①祝⋯　Ⅱ. ①李⋯ ②蒋⋯ ③曾⋯　Ⅲ. ①医案–汇编–中国–现代　Ⅳ. ①R249.6

中国版本图书馆 CIP 数据核字（2019）第 051423 号

美术编辑　陈君杞

版式设计　易维鑫

出版　**中国健康传媒集团**｜中国医药科技出版社

地址　北京市海淀区文慧园北路甲 22 号

邮编　100082

电话　发行：010–62227427　邮购：010–62236938

网址　www.cmstp.com

规格　710×1000mm　¹⁄₁₆

印张　16 ½

字数　230 千字

版次　2019 年 7 月第 1 版

印次　2019 年 7 月第 1 次印刷

印刷　三河市万龙印装有限公司

经销　全国各地新华书店

书号　ISBN 978-7-5214-1044-0

定价　39.80 元

获取新书信息、投稿、为图书纠错，请扫码联系我们。

《祝味菊经典医案赏析》

编 委 会

主　编　李家庚　蒋跃文　曾江琴

副主编　姜　林　高清华　林　飞　熊　斌

　　　　朱清艳　袁　萍

编　委　蔡　蓉　段　君　段刚峰　高清华

　　　　蒋跃文　姜　林　李　默　林　飞

　　　　李必保　李必健　李必佳　李必仪

　　　　李家庚　刘黎明　刘　颖　秦婷婷

　　　　孙玉洁　熊　斌　曾江琴　许乐思

　　　　周姝含　邹旭峰　朱清艳　袁　萍

编者的话

祝味菊（公元 1884~1951 年），名积德，字味菊，生于四川成都，祖籍浙江山阴（今绍兴），先祖曾世代为医。晚年自号"傲霜轩主"，取"菊残犹有傲霜枝"诗意。沪上名医，民国年间"祝派医学"创始人。

祝氏学术思想源于张仲景、张景岳诸家，提出以八纲论杂病、以五段论伤寒的新理论。其在临床上善用附子，理论上重视阳气，与当时沪上医界的"轻清之风"迥异，但因其疗效独特，又被当时的一些温病学派名医所接受及推崇。人誉"祝附子"，为火神派中独树一帜的著名医家。

祝氏主要出版的著作有《伤寒新义》《伤寒新解》《诊断纲要》《病理发微》《伤寒质难》等。其中代表作为《伤寒质难》。此书系其弟子陈苏生到祝家探讨学问，反复辩难，笔录当日之问答，积 3 年功夫，仿《内经》问答形式整理而成，成为研究"祝氏医派"的最重要文献。该书主要介绍祝氏的学术思想、医案医话和门人回忆等内容，充分介绍其应用附子治疗重证、危证等用药经验和配伍技巧。

《祝味菊经典医案赏析》选取了祝氏 200 余则医案，将其分为内科、外科、妇科、眼科等类别，并在每一则病案的后面用赏析的方式对该案例的用药特点、治疗思路等进行解析，力求言简意赅，条理清晰。病案前带*者，为祝氏门人回忆医案。由于年代久远，祝氏现存医案医话很少，且大多未经整理，十分宝贵。为了反映疾病的传变、治法的进退、治疗的效果，医案尽可能保留较多的诊次，也有少量医案因为某些原因，前几诊已散失不见。此外，为了避免无意之中将我们自己的看法外加于祝氏，我们在评述时尽量引用祝氏《伤寒质难》等书中的原文。

由于编者水平有限，不妥之处在所难免，恳请广大读者批评指正。

编　者
2018 年 11 月

目　录

内科疾病

儿科疾病

外科疾病

妇科疾病

眼科疾病

丸散膏方案

内科疾病

感 冒

案 1 鼻塞微呛案

王某，男。

一诊 1939 年 11 月 3 日。

症状：鼻塞微呛，苔润，脉息弦细。

病理：正虚阳浮，风邪外干。

病名：感冒。

治法：潜阳和表。

处方：灵磁石 45g（先煎） 石决明 45g（先煎） 川桂枝 9g 生白芍 9g 白杏仁 12g 仙半夏 15g 赤苓 15g 黄附子 12g（先煎）竹茹 9g 桑寄生 15g 生姜 9g

二诊 11 月 6 日。

症状：前恙渐瘥，苔腻，脉沉细。

病理：浮阳较敛，表邪未清。

治法：再予前法损益。

处方：上方去赤苓、桑寄生。加炒茅术 15g，朱茯神 18g，制川朴 4.5g，牛膝炭 9g，半夏改用 24g，附子改用 15g。

三诊 11 月 8 日。

症状：鼻塞已除，二便调，睡眠不熟，苔腻，脉虚细。

治法：再予前法损益。

处方：灵磁石 45g（先煎） 生龙齿 30g（先煎） 黄附子 15g（先煎） 朱茯神 18g 姜半夏 24g 炒茅术 15g 酸枣仁 24g 大腹皮 12g 夜交藤 12g 皮砂仁 9g 巴戟天 18g 淡干姜 4.5g

【赏析】

肺主气，外合皮毛，上通鼻窍，风邪外干，肺气不利，故患者初诊时鼻塞微。但患者脉象并非典型的太阳中风证之浮缓脉，而是脉象弦细，脉细为正虚，脉弦为阳浮。故祝老未径用桂枝汤，而是宗桂枝汤化裁。以桂枝、白芍、生姜调和营卫、解肌祛风，加杏仁、半夏、赤苓、竹茹降气止咳；以磁石、石决明、附子、桑寄生温潜浮阳。二诊时症状好转，浮阳渐敛，故脉转沉细。苔腻，乃湿邪偏重。治宜运脾燥湿，祝氏经验："江南湿重，脾运多困，茅术、半夏，宣发中阳，助麻、桂以收达表之功。"经诊治后，表邪去，鼻塞除；脉转虚细，是浮阳收敛但正气未固。三诊时重点在于睡眠不熟、苔腻，故加生龙齿、酸枣仁、大腹皮、夜交藤、皮砂仁、巴戟天等品，从解肌祛风之桂枝汤转换为温潜、化湿、安神之方。

案 2 头胀鼻塞案

王某，南洋路。

一诊 3 月 29 日。

症状：头胀，鼻塞，苔白，脉弦大而浮。

病理：心肾不足，风邪外干。

病名：感冒。

治法：当与温潜辛解。

处方：灵磁石 60g　川桂枝 9g　白杏仁 12g　酸枣仁 24g　生白芍 9g　黄附子 15g（先煎）　朱茯神 15g　仙半夏 15g　竹茹 9g　陈皮 6g　生姜 9g

【赏析】

本案可与案 1 相互印证。本案心肾不足，虚阳上浮，故以黄附子配伍灵磁石、酸枣仁、朱茯神，温养心神、暖肾潜阳。又兼风邪外袭，故用桂枝、杏仁、白芍、生姜辛温解表。方中陈皮、半夏、竹茹，温清相济，共奏燥湿理气、调畅脾胃之功。

案 3　妊娠咳呛案

郭少奶，徐家汇路 1213 号。

一诊　1929 年 1 月 15 日。

症状：妊娠咳呛不已，胸胁引痛，肌酸，苔白，脉沉紧。

病理：寒邪外干，肺气壅遏。

病名：感冒。

治法：当与辛开。

处方：蜜炙麻黄 4.5g　仙半夏 12g　白芥子 4.5g　白杏仁 9g　朱茯神 15g　炙细辛 1.5g　生紫菀 12g　酸枣仁 18g　淡干姜 1.5g　北五味 1.5g　陈枳壳 6g　桂枝 3g

1 月 19 日改方：蜜炙麻黄 3g，去白芥子，加炙射干 4.5g、炒白术 15g。

【赏析】

本案受寒而咳，寒性凝滞收引，肺气不宣，不通则痛，故症见咳呛、酸痛、苔白、脉沉紧。寒为阴邪，滞碍阳气，易生水饮，方以小青龙汤去芍药、甘草为基础。麻黄、桂枝辛温解表；干姜、细辛温肺化痰，五味子收敛肺气，散中有收，收中有散，彼此协同，互相制约。白芥子、白杏仁、生紫菀、陈枳壳四药性温入肺，具下气、止咳之效。临床上，治疗外感咳嗽宜用生紫菀，治疗久嗽虚嗽宜用蜜紫菀。祝氏经验，治疗风寒外感时，常于温解之品中加入酸枣仁、茯神养心安神。第一次用药后，虑患者处于妊娠期，故稍作增减，减轻麻黄用量，去掉辛温气锐，性善走散的白芥子，加入炙射干，与麻黄寒温相合，开宣肺气；加入炒白术既能健脾益气、燥湿利水，又兼有安胎之效。

案 4　头痛咳呛案

郭太太

一诊　1 月 15 日。

症状：头痛咳呛，痰多苔白，脉息虚细。

病理：肝肾下虚，肺损有年，新感风邪，肺卫失调。

病名：新感。

治法：当与潜阳益肾，兼调肺卫。

处方：灵磁石 45g　酸枣仁 24g（先煎）　炙紫菀 12g　生牡蛎 30g　炒白术 15g　炙苏子 9g（包）　朱茯神 18g　蒸百部 9g　川桂枝 6g　生白芍 6g　淡干姜 4.5g　炙款冬花 9g　橘饼半枚

1月19日改方：去白术、桂枝、白芍，加菟丝饼 12g、补骨脂 12g。

【赏析】

头痛咳呛，痰多苔白，为新感风邪，肺卫失调。脉息虚细，为肝肾下虚，经年肺损。故治疗时双管齐下，以桂枝、白芍、白术、紫菀、款冬、百部、苏子、橘饼祛风调肺、降气止咳、化痰宽中。紫菀味苦而辛，性温而不热，质润而不燥，功专开泄肺郁，为化痰止咳要药；百部甘润苦降，微温不燥，功专润肺止咳，二药配伍，相得益彰，止咳化痰功效倍增。在临床上，无论外感、内伤，不论寒热咳嗽，不分暴咳、久咳，皆用二药配伍治之，收效甚捷。因患者肺损有年，故紫菀、苏子、款冬花皆炙用，百部蒸用。又以磁石、牡蛎、酸枣仁、茯神、干姜温潜虚损之肝肾。新感易去，痼疾难解，第一次用药后，外感风邪已去，故去桂枝、白芍、白术，而加菟丝饼、补骨脂滋补肝肾，以固下元。

案5　呛咳夜甚案

沈小姐

症状：呛咳夜甚，苔白，脉虚缓。

病理：阳虚中寒，复为寒侵。

病名：感冒。

治法：当与温中。

处方：蜜炙麻黄 3g　淡干姜 4.5g　生白术 12g　白杏仁 9g　炙细辛 1.2g　云苓 12g　生紫菀 9g　仙半夏 12g　黄附子 12g（先煎）　远志 4.5g

【赏析】

苔白，脉虚缓，提示阳虚有寒。寒侵肺卫则呛咳，入夜阴寒加重，天人相应，故夜间呛咳尤甚。祝氏宗仲景麻黄细辛附子汤之旨，以蜜炙麻黄、炙细辛、黄附子三药扶阳解表、温经散寒。寒为阴邪，滞碍阳气，易生水饮，故再加干姜、白术、半夏温散水饮，以杏仁、茯苓、紫菀、远志止咳祛痰，远志尚能"主咳逆伤中，补不足"（《神农本草经》）。

案6　头痛发热作呕案

陶小君

一诊

症状：头痛发热，苔腻作呕，脉息浮缓。

病理：风邪外感，食物中阻。

病名：外感。

治法：当与和中达表。

处方：川桂枝6g　蔓荆子9g　川羌活6g　炒茅术12g　姜半夏15g　炒六曲9g　炒枳壳9g　厚附子12g（先煎）　活磁石30g（先煎）　藿梗9g　生姜12g

二诊

症状：脘闷便秘，脉息虚缓。

病理：表气和，肠胃不清。

治法：再与和荣调中。

处方：川桂枝6g　生白芍9g　白杏仁12g　姜半夏15g　制川朴4.5g　炒六曲9g　炒谷芽15g　活磁石45g（先煎）　厚附子12g（先煎）　生姜9g

三诊

症状：消化不良，脉息细缓。

病理：表里俱和。

治法：再与建中法。

处方：黄厚附12g（先煎）　炒茅术12g　朱茯神6g　生姜9g　生白芍12g　姜

半夏 15g　炒六曲 6g　活磁石 30g（先煎）　川桂枝 6g　酸枣仁 12g　炙鸡金 9g

四诊

症状：脉息细缓。

病理：胃纳醒，中气虚寒。

治法：再与扶阳培中。

处方：黄厚附 12g（先煎）　生白芍 12g　朱茯神 15g　活磁石 30g（先煎）生西芪 6g　炒茅术 12g　酸枣仁 12g　生姜 9g　川桂枝 6g　姜半夏 12g　西砂仁 9g

【赏析】

患者初诊时症见头痛、发热、呕吐、脉浮缓，为外感风邪之征兆。浮缓脉乃太阳中风证主脉，《伤寒论》第 12 条："……鼻鸣干呕者，桂枝汤主之。"第 13条："太阳病，头痛，发热，汗出，恶风，桂枝汤主之。"故用桂枝解肌祛风、温通卫阳。羌活有较强的发散风寒和止痛效果。蔓荆子辛能散风，轻浮上行，具有祛风止痛、清利头目之功效，《本草纲目》论蔓荆子："气轻味辛，体轻而浮，上行而散，故所主者皆头面风虚之症。"《本草新编》亦言："蔓荆子，佐补中药以治头痛最效。"由患者苔腻作呕可知兼有食滞，故加茅术、半夏、六曲、枳壳、藿梗、生姜健胃消食、理气化湿、和中止呕。二诊时已无头痛发热脉浮等表证，故去蔓荆子、羌活，加白芍，且用量重于桂枝，二药相伍，可调理脾胃、建复中气。脘闷便秘，提示胃肠不和，加厚朴、杏仁行气消胀。杏仁为种仁类药物，兼有润肠作用。加炒谷芽助化湿消食。脉息虚缓，提示正气虚弱，祝氏善用附子、磁石配伍，名曰"温潜法"，为其用药特色。附子性燥，走而不守，温里扶阳、散寒止痛；磁石辛寒，重镇安神、纳气潜阳。二药合用，动静相合，温阳不失于升浮燥烈，镇静不失于沉降郁遏。三诊时主症突出表现为"消化不良"，故白芍加量，又以炒茅术燥湿健脾，鸡内金健胃消食。四诊胃纳醒，惟余脉息细缓，提示中气虚寒，加黄芪补中益气，加砂仁调气和中，张元素《珍珠囊》言砂仁"治脾胃气结滞不散"，可防止本方过补碍气。

案7　感冒兼滞案

王小姐，白光路德仁坊。

一诊　2月4日。

症状：恶寒发热，呕吐，便秘，胸闷，苔腻，脉息浮弦。

病理：食滞于中，寒邪外束，营卫不和，胃肠壅滞。

病名：感冒兼滞。

治法：与两解。

处方：水炙麻黄3g　藿梗9g　白杏仁12g　川桂枝6g　黄郁金9g　大腹皮12g　姜半夏15g　炙射干6g　生茅术12g　麦芽15g（炒）　六曲9g（炒）　陈皮6g　生姜9g

【赏析】

患者发热恶寒并见，且见浮脉，为外感表证特征；呕吐、便秘、胸闷、苔腻、脉弦，提示痰饮食滞。故本证为表里同病，治宜表里双解。以麻黄、桂枝、生姜、杏仁辛温解表；以藿梗、郁金、大腹皮、半夏、射干、茅术、麦芽、六曲、陈皮诸药行气宽中、化痰消滞。方中麻黄水炙，临床时一般无汗表实者可用生麻黄，辛温峻汗；表虚有汗体弱者可用水炙麻黄，辛散作用较缓；咳喘显著（甚或是肺热喘咳）者可用蜜炙麻黄，辛散之力更弱而长于止咳平喘。

感冒下利

案1　孕期感冒下利案

王女士，白光路。

一诊　3月19日。

症状：孕四月余，脘痛形寒，鼻塞咽干，苔腻，脉浮缓。

病理：暴寒外干，胃气壅遏，水谷失化。

病名：感冒。

治法：当与辛温淡化。

处方：制川乌12g（先煎）　白杏仁9g　苏梗6g　蜜炙麻黄4.5g　仙半夏15g　大腹皮12g　炙射干6g　藿梗9g　良姜炭9g　陈皮6g　焦白术12g　制川朴4.5g

二诊　3月21日（出诊）。

症状：下利，脉转缓。

处方：加郁金6g、枳实9g、山楂炭9g、广木香4.5g、陈薤白12g，去陈皮、射干、麻黄、杏仁。

【赏析】

外感寒邪，肺气不利，故症见形寒、鼻塞咽干；胃气壅遏，水谷失化，则患者脘痛、苔腻。故治以麻黄、杏仁、射干解表散寒、宣降肺气；以川乌驱逐寒湿、温经止痛；以苏梗、半夏、大腹皮、藿梗、陈皮、白术、厚朴健运中焦、理气消胀。而高良姜，既可助麻黄散寒，又可佐川乌温中，还能和胃平逆、行气导滞。药后表证缓解，症见下利，此乃中焦受寒郁滞，水谷失化，气机失降之故。二诊时去解表之麻黄、射干；以郁金、枳实、山楂炭、广木香、薤白易陈皮，行气散结、消食导滞。全方温通并行，腑气通畅则下利可除。

案 2　腹痛下利不爽案

孙先生

一诊　2 月 23 日。

症状：腹痛下利，不爽，苔腻，脉细缓。

病理：寒邪外干，肠胃不和。

病名：感冒。

治法：当与温导。

处方：羌活 9g　白杏仁 12g　熟大黄 3g　漂苍术 15g　制草乌 9g（先煎）　山楂炭 9g　姜半夏 18g　生军 3g　广木香 4.5g　水炙甘草 4.5g　生姜 9g

二诊　2 月 24 日。

症状：腹痛瘥，下利已爽，苔化咽痛，脉细缓。

治法：再与辛温淡化。

处方：炙射干 6g　仙半夏 12g　大腹皮 12g　白杏仁 12g　漂苍术 15g　山楂炭 9g　玉桔梗 9g　陈薤白 9g　广木香 4.5g　炒防风 9g　生姜 9g

【赏析】

患者腹痛下利不爽，佐之舌苔、脉象，可知腹痛下利为感受寒邪，气机失调所致。祝氏创用"温导"之法，以草乌温阳散寒、通痹止痛，以大黄（生军、熟军）逐瘀通经、荡涤积滞，二者配伍，治疗积滞腹痛，下利不爽。再佐以其余诸药，共奏散寒止痛、行气导滞之效。二诊时腹痛好转，下利亦爽，腻苔已化，说明温导之法获效，腑气通畅，故去草乌、大黄。患者出现咽痛，恐是前药温燥之故，故予以射干、桔梗消痰排脓、利咽止痛。

案 3　生冷伤中案

陈女士

一诊　1939 年 7 月 1 日。

症状：恶寒发热，汗出不彻，下利腹满，苔白腻，脉沉紧。

病理：凉风犯表，生冷伤中，营卫不和，脾失运化。

病名：感冒。

治法：当予辛温淡化。

处方：漂苍术15g　川羌活9g　粉葛根9g　广香薷3g（后入）　带皮苓18g　姜半夏15g　大腹皮12g　陈薤白9g　川桂枝6g　黄附子15g　淡干姜9g　灵磁石30g　炒泽泻9g

二诊　7月4日。

症状：肌热平，下利亦瘥，苔腻，汗多，肢麻，脉息细缓。

治法：再予温潜淡化。

处方：灵磁石30g　黄附子18g（先煎）　朱茯神18g　酸枣仁24g　带皮苓18g　姜半夏15g　大腹皮12g　仙灵脾12g　淡干姜6g　上安桂4.5g　炒茅术15g　西砂仁9g　生牡蛎30g

【赏析】

患者恶寒发热、下利腹满，祝氏断为"凉风犯表，生冷伤中"，必是经问诊得知患者盛夏贪凉，造成表里皆病：外伤于凉风，内伤于饮冷。夏天的暑湿或过食生冷可不同程度地损伤脾阳，以致脾胃失和。治疗宜解表温里祛湿。因时值盛夏，故以"夏月麻黄"香薷代替麻黄，配合桂枝、葛根、羌活发汗解表、化湿和中；以附子、干姜、薤白温中散寒；以茯苓、泽泻利水渗湿；以苍术、半夏、大腹皮燥湿健脾、行气散结。药后肌热平，下利瘥，故去散寒解表之香薷、桂枝、葛根、羌活。因苔尚腻，故保留祛湿燥屎之品。患者一诊时汗出不彻，二诊时汗多，以致津液耗失、筋脉失于濡养，导致肢麻，即《伤寒论》第20条所言："太阳病，发汗，遂漏不止，其人恶风，小便难，四肢微急，难以屈伸者，桂枝加附子汤主之。"虽然阳加于阴谓之汗，发汗太多既伤阳又损阴，但本证主要矛盾在于阳虚不固，故仲景治疗时仍以扶阳解表为主，药后阳气得复则表固汗止，津不外泄，同时阳生阴长，自可化气生津。祝氏宗仲景之旨，以附子、磁石、仙灵脾、干姜、肉桂、牡蛎诸药温潜阳气。方中牡蛎生用至30克，牡蛎生用，有潜阳补阴、重镇安神、软坚散结之功，适用于肝阳上亢、惊悸失眠、瘰疬痰核等症；牡蛎煅用，则有收敛固涩、制酸止痛之效，适用于自汗盗汗、遗精滑精、崩漏带下、胃痛吞酸等症。

案 4 疹痞俱见案

荣先生，平江里 52 号。

一诊

症状：肌热旬日，疹痞俱见，神乏苔白，下利，脉浮缓。

病理：阳虚中寒，湿邪内蕴，寒风外干，营卫不和，中阳失化。

治法：当与辛温淡化。

处方：灵磁石 45g（先煎）　姜夏 15g　蜜炙麻黄 4.5g　黄附子 18g（先煎）云茯神 18g　藿梗 9g　炒茅术 15g　川桂枝 6g　带皮砂仁 9g　炒泽泻 9g　粉葛根 6g　生姜 12g

二诊

症状：下利不化，肌热如故，苔白，脉浮缓。

病理：中阳下陷，营卫不调。

治法：再与前法损益。

处方：灵磁石 45g（先煎）　酸枣仁 24g（打，先煎）　川桂枝 9g　黄附子 18g（先煎）　炒茅术 15g　蜜炙麻黄 4.5g　云茯神 18g　粉葛根 9g　赤石脂 30g　大腹皮 12g　炮姜 9g　益智仁 9g　带皮砂仁 9g

三诊

症状：下利止，肌热起伏，苔腻，白痞四肢俱见，脉息转缓。

病理：中阳渐化，营卫未调。

治法：再与前法损益。

处方：灵磁石 45g（先煎）　酸枣仁 24g（打，先煎）　川羌活 6g　金黄附子 24g（先煎）　炒茅术 15g　粉葛根 6g　云茯神 18g　川桂枝 6g　赤石脂 30g　干姜 6g　紫石英 30g　大腹皮 12g　带皮砂仁 9g　姜半夏 18g

四诊

症状：肌热平，二便亦调，苔白，脉虚缓。

病理：营卫和，中阳不足，湿邪尚盛。

治法：再与温潜淡化。

处方：灵磁石 45g（先煎） 酸枣仁 24g（打，先煎） 大腹皮 12g 金黄附子 24g（先煎） 炒茅术 15g 淡干姜 6g 云茯神 18g 姜夏 18g 带皮砂仁 9g 川桂木 6g 藿梗 9g 仙灵脾 12g 陈皮 6g

【赏析】

白㾦，又名晶㾦、白疹，指皮肤生出白色水疱者，由于湿热之邪郁于肌表，不能透泄而发，以颈项胸腹多见，症见颈项初生水疱，渐及胸腹，亦可见于四肢。白㾦多见于湿热类温病，本案患者阳虚中寒，中阳失化，又外感风寒，束于肌表，内迫于里，以致下利；虽阳虚中寒，但亦有湿邪内蕴，郁蒸肌表，不能透泄，故疹㾦俱发；寒风外干，营卫不和，故肌热。治疗时须解表、温中、祛湿并用。故祝氏用麻黄、桂枝、葛根、生姜，辛温解表，亦能升清止利，有宗仲景葛根汤之意。《伤寒论》第 31 条云："太阳病，项背强几几，无汗恶风，葛根汤主之。"第 32 条云："太阳与阳明合病者，必自下利，葛根汤主之。"仲景用本方治疗外感导致的下利证。祝氏再以附子、磁石温潜；以藿梗、茅术、半夏、砂仁、茯神、泽泻燥湿祛湿。药后下利不化，肌热如故，病证重在中阳下陷，当先止利，故祝氏去半夏、藿梗、泽泻，以炮姜易生姜，配伍益智仁温脾止泻；加大腹皮行气宽中；以赤石脂、酸枣仁酸涩止泻。药后下利果然停止，持续的肌热亦出现起伏，白㾦四肢俱见，是郁滞之湿邪透发之佳象。姑坚持原方，略加羌活助解表，加半夏助燥湿，以紫石英助磁石温潜。四诊时肌热平，二便调，仍以温潜化湿为主，以仙灵脾补阳祛湿，陈皮健脾燥湿。

脾虚兼感

周先生，福照路。

一诊　1月27日。

症状：咳呛，纳呆，苔剥，脉细缓。

病理：脾虚饮聚，寒风外干。

病名：脾虚兼感。

治法：与和中肃肺。

处方：炙苏子9g　川桂枝9g　朱茯神15g　蒸百部9g　生白芍9g　茅术15g
白杏仁12g　仙半夏15g　陈枳壳6g　远志4.5g　生姜9g　生紫菀12g

【赏析】

外感风寒，肺气不利，症见咳呛；脾气虚弱，胃气不足，无以上熏生苔，故舌苔剥落。脾主运化，包括运化水谷和运化水液两个方面。脾虚运化失职，不能运化食物，故症见纳呆。《素问·经脉别论》云："饮入于胃，游溢精气，上输于脾，脾气散精，上归于肺，通调水道，下输膀胱，水精四布，五经并行……。"脾主运化水液，对津液起到输布作用；肺主宣发肃降、通调水道。脾肺共同作用，维持着水液代谢的平衡。脾为生痰之源，肺为贮痰之器，所以本案健脾燥湿与肃肺化痰同用，以桂枝、白芍、茅术、茯神、生姜、半夏散寒化饮，以苏子、杏仁、紫菀、百部、远志、枳壳降气平喘、化痰止咳。

伤　寒

案 1　湿蕴于中，寒风干表案

密夫人，九江路 75 号。

一诊　12 月 25 日。

症状：肌热三日起伏，无汗，头胀，肌酸，胸闷，苔腻，脉息浮弦。

病理：湿蕴于中，寒风干表，营卫失调，三焦不化。

病名：伤寒。

治法：当与温潜辛化。

处方：灵磁石 45g（先煎）　生茅术 15g　黄郁金 9g　川桂枝 9g（后入）　姜半夏 15g　藿梗 9g　水炙麻黄 4.5g（后入）　大腹皮 12g　桑枝 15g　黄厚附子 15g（先煎）　生姜 9g

二诊　12 月 27 日。

症状：肌热平，纳呆，苔化，脉息虚缓。

病理：表和，中阳不足，阴阳失交。

治法：再与潜阳和中。

处方：灵磁石 45g（先煎）　酸枣仁 18g（打，先煎）　炒茅术 15g　生牡蛎 30g（先煎）　黄厚附子 15g（先煎）　川桂枝 9g　云茯神 15g　姜半夏 15g　生白芍 9g　生谷芽 15g　藿梗 9g　陈皮 6g　生姜 9g

三诊　12 月 29 日。

症状：便秘，溲少，苔腻，寐不安，自汗，脉虚缓。

病理：脾胃未和，虚阳上浮。

治法：再与潜阳和营。

处方：灵磁石 45g（先煎）　酸枣仁 18g（打，先煎）　白杏仁 12g（打）　紫石英

30g　川桂枝 6g　炒苍术 15g　云茯神 15g　生白芍 12g　姜半夏 15g　大腹皮 12g　炒麦芽 15g　陈皮 9g　生姜 9g

四诊　12 月 31 日。

症状：寒热间日时作，苔黑润，脉细缓。

病理：阳虚中寒，三焦失化，营卫犹未能调节。

治法：再与温潜辛化。

处方：灵磁石 45g（先煎）　北柴胡 9g　淡干姜 6g　生牡蛎 30g（先煎）　姜半夏 15g　大腹皮 12g　川桂枝 9g　炒苍术 15g　酒炒当归 9g　草果壳 6g　藿梗 9g　陈皮 6g　桑寄生 12g

五诊　1931 年 1 月 2 日。

症状：肌热平，黑苔已化，胃纳亦醒，脉息虚细而缓。

病理：营卫已调，中阳渐化，正气未复。

治法：再与温潜养心脾为主。

处方：灵磁石 45g（先煎）　川桂枝 9g　酒炒当归 9g　云茯神 18g　酒炒白芍 9g　炒苍术 12g　酸枣仁 24g（打，先煎）　姜半夏 18g　淡干姜 6g　大腹皮 12g　桑寄生 15g　生谷芽 15g　西砂壳 9g

六诊　1 月 4 日。

症状：苔化，纳醒，力乏，自汗，脉虚缓。

病理：中气未复，气血不足。

治法：再与温养心脾，佐以和营之品。

处方：生西芪 9g　云茯神 15g　炒苍术 15g　黄厚附子 15g（先煎）　生白芍 15g　淡干姜 6g　酸枣仁 24g（打，先煎）　火麻仁 15g　大腹皮 12g　巴戟天 15g　川桂枝 6g　炒谷芽 15g　西砂壳 9g

七诊　1 月 7 日。

症状：胃纳醒，大便行，自汗已瘥，脉虚缓。

病理：气虚中寒，心肾不足。

治法：再与温养三阴为主。

处方：生西芪 12g　酸枣仁 18g（打，先煎）　制首乌 15g　黄厚附子 15g（先煎）

姜半夏 15g　巴戟天 18g　云茯神 15g　炒茅术 15g　仙灵脾 12g　灵磁石 30g（先煎）
炒麦芽 15g　淡干姜 6g　陈皮 9g

八诊　1月 10 日。

症状：眠食俱安，二便亦调，神乏体倦，脉息虚缓。

病理：正气未复，中阳不足。

治法：再与温养为主。

处方：灵磁石 30g（先煎）　生西芪 15g　巴戟天 12g　云茯神 15g　秦归身 9g
（土炒）　仙灵脾 15g　酸枣仁 18g（打，先煎）　甘枸杞 12g　炒茅术 15g　姜半夏 15g
淡干姜 6g　龙眼肉 12g　生谷芽 15g

【赏析】

　　患者肌热，无汗，头胀，肌酸，属外感风寒，卫闭营郁；胸闷，苔腻，属湿
蕴于中，三焦不化。祝氏予以温潜辛化，以麻黄、桂枝解表；附子、磁石温潜；
藿梗、茅术、半夏、郁金、大腹皮、生姜祛风除湿、行气宽中。药后肌热平，苔
化，是表解湿化之象；脉转虚缓，属中阳不足。肌热已平，故去麻黄，以桂枝、
芍药调和营卫。三诊时出现便秘，溲少，祝氏认为是由发汗解表造成，有利于诱
导气血向表，不必治疗；出现寐不安，故加紫石英，与灵磁石、酸枣仁共奏安神
定志、潜阳纳气之效。自汗属营卫不和，仍以桂枝、白芍调和营卫。四诊时寒热
间日时作，营卫犹未能调节，苔黑润，是三焦失化，寒湿内蕴，故加柴胡和解退
热。药后肌热平，黑苔化，胃纳醒，提示营卫已调，中阳渐化，惟脉虚缓，说明
正气尚未完全回复，故后续治疗转以温潜、温养为主。

案2　寒湿交阻，营卫不和案

刘女士，蒲柏坊。

一诊

症状：头痛，肌热，恶寒，体酸，胸闷，苔腻，无汗，脉息浮弦。

病理：寒湿交阻，营卫不和，三焦失化遏阻，心力亦感不足。

病名：伤寒。

治法：当与辛温淡化。

处方：灵磁石 60g（先煎）　黄附子 18g（先煎）　生薏仁 18g　朱茯神 18g　土茅术 15g　川桂枝 9g　酸枣仁 24g（打，先煎）　姜夏 18g　水炙麻黄 4.5g　大腹皮 12g　藿梗 9g　黄郁金 9g　生姜 9g

二诊

症状：头痛稍瘥，恶寒已罢，苔腻，胸闷，体酸，汗出不彻，脉浮弦。

治法：再与温潜辛开。

处方：灵磁石 60g（先煎）　黄附子 18g（先煎）　制川朴 6g　云茯神 15g　水炙麻黄 4.5g　生茅术 15g　酸枣仁 24g　川桂枝 9g　姜夏 24g　白杏仁 12g　黄郁金 9g　藿梗 9g　生姜 9g

三诊

症状：汗出热解，咳呛痰多，苔腻，脉息细缓。

病理：表和，中湿尚盛。

治法：再与温潜淡化。

处方：生牡蛎 45g（先煎）　白杏仁 12g（打）　生茅术 15g　黄附子 18g（先煎）　白芥子 6g　朱茯神 18g　炙苏子 9g　姜夏 15g　酸枣仁 24g（打，先煎）　蒸百部 9g　大腹皮 12g　远志 4.5g　生姜 9g

四诊

症状：咳呛不爽，肢酸胸闷，纳呆，脉沉细。

病理：邪去正虚，中湿当盛，肺气不肃。

治法：再与温中肃肺。

处方：生牡蛎 30g（先煎）　酸枣仁 24g（打，先煎）　生薏仁 24g　黄附子 18g　姜夏 24g　黄郁金 9g　朱茯神 18g　炒茅术 18g　淡干姜 6g　炙苏子 9g（包）　远志 4.5g　陈薤白 9g　白杏仁 12g（打）

【赏析】

本案与案 1 九江路密夫人伤寒案初诊时症状类似，故遣方用药亦无大别。药后头痛稍瘥，恶寒消失，由无汗转为汗出不彻，说明治疗得当，故守方继服。服后汗出热解表和，故去麻黄、桂枝。苔腻，咳呛痰多，胸闷，纳呆，提示湿盛，故后续继以茅术、半夏、生姜、苏子、白芥子、杏仁、百部、大腹皮、远志、薏苡仁、薤白、郁金诸药行气燥湿、化痰止咳、温中肃肺。

案3 寒邪外来，营卫不和案

梁先生，忆定盘路大新村。

一诊

症状：肌热经旬，汗出疹透，体酸头痛，腹满便溏，脉息略紧。

病理：寒邪外来，营卫不和，三焦遏阻，阳浮于上。

病名：伤寒。

治法：当与温潜辛解。

处方：灵磁石60g（先煎） 酸枣仁24g（打，先煎） 粉葛根6g 生龙齿30g（先煎） 水炙麻黄4.5g 仙夏15g 朱茯神18g 川桂枝9g 炒茅术15g 黄郁金9g 大腹皮12g 黄附子15g（先煎） 生姜9g

二诊

症状：头痛稍瘥，肢酸，便溏，肌热起伏，脉息转缓。

病理：营卫未调，三焦遏阻。

治法：再与温潜辛解。

处方：灵磁石60g（先煎） 生牡蛎30g（先煎） 水炙麻黄6g 云茯神18g 黄附子18g（先煎） 川羌活6g 酸枣仁24g 川桂枝9g 仙半夏15g 生茅术15g 大腹皮12g 桑寄生15g 藿梗9g

三诊

症状：头痛体酸俱瘥，肌热渐平，苔白，脉缓。

病理：正盛邪衰，营卫渐调。

处方：灵磁石60g（先煎） 黄附子18g（先煎） 姜半夏18g 酸枣仁24g（打，先煎） 桂枝9g 炒茅术15g 藿梗6g 大腹皮9g 白杏仁12g 茯神18g 川羌活9g 大腹子12g 陈皮9g 生姜9g

四诊

症状：肌热已平，寐已安，二便俱郁，苔腻纳少，脉虚缓。

病理：邪去正虚，中湿尚盛。

治法：再与前法损益。

处方：灵磁石 60g（先煎）　川桂枝 9g　姜夏 18g　云茯神 18g　炒白芍 9g　大腹皮 12g　酸枣仁 24g　炒苍术 15g　黄附子 18g（先煎）　藿梗 9g　西砂壳 9g　淡干姜 6g　炒麦芽 15g

【赏析】

患者发热日久，虽汗出而热未退，祝氏仍以麻黄、桂枝辛温解表。寒邪在表，非辛温之品不能发散，故《内经》云"发表不远热"。祝氏亦持此观点："麻桂为伤寒之主要药，所以散温排毒也。""麻桂发汗，出于自然，麻黄收缩血管，开放毛窍，桂枝催促血行，宣达肌，麻桂并用，血液趋势向表。"因腹泻，故方中加葛根，升阳止利，暗合葛根汤发汗解表、升阳止利之意。药后头痛稍瘥，肌热起伏未退，故稍加重麻黄。服后头痛体酸俱瘥，肌热渐平，故去麻黄。四诊时肌热平，寐安，便溏转郁，提示邪去；苔腻纳少，脉虚缓，提示中湿尚盛，正气尚虚，故未作过多加减，继守原方，加入白芍，配合桂枝调和营卫。

案4　心力不足，寒邪外干案

徐夫人，愚园路。

一诊　11 月 29 日。

症状：肌热二周，无汗而炽，神衰，不得寐，苔白，脉息虚数。

病理：气阳素虚，心力不足，寒邪外干，营卫不调，虚阳上浮。

病名：伤寒。

治法：当与扶阳强心，兼调营卫。

处方：灵磁石 60g（先煎）　酸枣仁 30g（打，先煎）　川桂枝 6g（后下）　青龙齿 30g（先煎）　黄厚附子 18g（先煎）　姜半夏 18g　朱茯神 18g　水炙麻黄 4.5g　生苍术 15g　藿梗 9g　大腹皮 12g　干姜 6g　黄郁金 9g

二诊　11 月 30 日。

症状：汗出热减，胸闷泛恶，苔腻，脉息虚而略缓。

病理：营卫较和，中阳未化。

治法：再与强心和营，兼理三焦。

处方：酸枣仁 30g（打，先煎）　灵磁石 60g（先煎）　川桂枝 6g（后入）　青龙齿 30g（先煎）　朱茯神 15g　姜半夏 24g　黄厚附子 18g（先煎）　川朴花 4.5g　生茅术 15g　水炙麻黄 4.5g（后入）　黄郁金 9g　白蔻仁 6g（后入）　淡干姜 6g

【赏析】

患者肌表炽热持续二周，无汗，且出现神志症状，如神衰，不寐。祝氏未用大剂量清热解毒药，因为此时人体正气虚弱，用清法会损伤正气。祝氏阐发温潜之法，为其临证用附子之特色："神经中枢为指挥抗战之首府，神衰者附子以壮之，其为虚性兴奋也，龙、磁以潜之。心脏为血液运输之枢纽，其疲劳而有衰惫之象者，附子配伍枣仁以强之。"药后获效，汗出热减。因胸闷泛恶，苔腻，可知痰湿未化，故加入川朴花、白蔻仁等理气宽中、燥湿化浊。

案 5　寒邪外束，中湿遏阻案

翁先生

一诊　1941 年 3 月 9 日。

症状：肌热一周未解，无汗，寐不安，苔腻，脉浮缓。

病理：寒邪外束，中湿遏阻，营卫不和，三焦失化。

病名：伤寒湿阻。

治法：当予温潜辛化。

处方：灵磁石 30g（先煎）　水炙麻黄 6g　紫石英 10g　姜半夏 12g　苏梗 6g　大腹皮 9g　云茯神 12g　川桂枝 6g　黄附子 12g（先煎）　生茅术 12g　黄郁金 6g　白杏仁 9g　生姜 9g

二诊　3 月 10 日。

症状：汗犹未彻，苔腻，泛呕，脉浮缓。

治法：再予温潜辛化。

处方：灵磁石 45g（先煎） 云茯神 12g 水炙麻黄 4.5g 酸枣仁 15g 大腹皮 9g 黄郁金 6g 乌附子 12g（先煎） 姜半夏 18g 川桂枝 6g 生茅术 12g 苏梗 6g 白蔻仁 6g 生姜 9g

三诊 3 月 12 日。

症状：肌热平，苔腻，作呕，脉息沉缓。

病理：表和中阳未化，食物阻滞。

治法：再予温潜淡化。

处方：上方去麻黄、郁金、白豆蔻，加焦枳实 9g、淡干姜 6g、炒白芍 6g、炒麦芽 12g。

四诊 3 月 14 日。

症状：热平，苔化，纳呆，便秘，脉息虚缓。

病理：病去正虚，心脾不足。

治法：再予潜阳益脾。

处方：灵磁石 30g（先煎） 酸枣仁 15g 炒茅术 12g 云茯神 12g 带皮砂仁 6g 炒麦芽 12g 乌附子 15g（先煎） 生牡蛎 30g 姜半夏 18g 苏梗 6g 淡干姜 4.5g 大腹皮 9g

【赏析】

患者肌热一周未解，无汗，此为寒邪外束；又见寐不安、苔腻，显系湿邪郁滞、三焦失化。故用麻黄、桂枝辛温散寒；茅术、半夏宣发中阳；苏梗、郁金、茯神、大腹皮、杏仁、生姜行气化湿；以附子配伍磁石、紫石英温潜。二诊时汗出未彻，黄附子改乌附子，以增温阳之力；加酸枣仁与附子配伍，强其心脏，祝氏言："神经中枢为指挥抗战之首府，神衰者附子以壮之，其为虚性兴奋也，龙、磁以潜之。心脏为血液运输之枢纽，其疲劳而有衰惫之象者，附子配伍枣仁以强之。"三诊时因肌热平而去麻黄，加白芍配桂枝调和营卫；因苔腻，作呕，又以焦枳实、干姜、炒麦芽易郁金、白豆蔻，健中阳、化食滞。四诊时热平，苔化，病去正虚，心脾不足，再予潜阳益脾之法善后，乌附子由 12 克加重至 15 克。

案6 寒邪外来，营卫失调案

于少灵，蒲柏坊。

一诊　3月17日。

症状：肌热一周已过，胸闷，腹胀痛，苔白脉浮，红疹遍布，小腹嫩肿。

病理：寒邪外来，营卫失调。

病名：伤寒。

治法：当与温潜辛解。

处方：水炙麻黄4.5g（后下）　仙半夏24g　黄郁金6g　粉葛根6g　生茅术12g　藿梗6g　川桂枝6g（后下）　大腹皮12g　灵磁石30g（先煎）　黄附子12g（先煎）　白杏仁9g　生姜6g

二诊　3月18日。

症状：肌热稍减，腹痛亦瘥，脉浮缓。

治法：再与温潜辛散。

处方：上方加生苡仁15g、生紫菀9g，改附子4.5g、郁金9g、仙半夏15g、生姜6g。

19日改方加赤苓12g，葛根减为4.5g。

三诊　3月20日。

症状：肌热渐平，腹痛已瘥，苔化脉缓。

治法：再与潜阳和表。

处方：灵磁石30g（先煎）　白芍18g　白杏仁9g　炒茅术12g　黄附子15g（先煎）　水炙麻黄3g　朱茯神12g　黄郁金9g　川桂枝6g　仙半夏15g　酸枣仁15g　大腹皮9g　生姜9g　粉葛根4.5g

3月21日：于20日方中去葛根。

【赏析】

患者肌热持续已经超过一周，苔白脉浮，此为外受寒邪。患者营卫失调，表气不和，郁于肌肤，闭塞腠理，以致红疹遍布。表不和引起里不和，故症见胸闷，腹部肿胀疼痛。祝氏以附子、磁石温潜；以麻黄、桂枝、生姜、葛根散寒解表；以苍术、半夏宣发中阳，助麻桂解表；以郁金、藿梗、大腹皮、杏仁行气消胀。药后肌热稍减，腹痛亦瘥，病重则药重，病轻则药轻，故附子、郁金、半夏、葛根等药皆减量。继守前方服之，肌热平，腹痛瘥，苔化脉缓，诸症好转。

案7 阳虚中湿，风邪外干案

毛先生，重庆路。

一诊 1月12日。

症状：肌热一周已过，头痛，体酸无汗，咳呛不爽，胸痞，苔白，脉息弦大。

病理：阳虚中湿，风邪外干，营卫失调，三焦阻遏。

病名：伤寒。

治法：当与温阳辛化。

处方：水炙麻黄6g 明天麻9g 仙半夏15g 川桂枝9g 生薏仁18g 灵磁石45g 川羌活6g 白杏仁9g 黄附子15g 生紫菀12g 黄郁金9g 制川朴4.5g 生姜9g

三诊 1月15日（出诊）。

症状：肌热稍减，体酸已瘥，咳呛不爽，口腻，脉浮大。

病理：表气较和，肺失清肃。

治法：再与温潜辛化。

处方：灵磁石60g 白杏仁12g 黄郁金9g 生龙齿30g 生紫菀12g 川桂枝9g 水炙麻黄4.5g 生薏仁18g 仙半夏15g 白芥子6g 黄附子15g（先煎） 枳壳6g 生姜9g

四诊 1月16日。

症状：肌热渐平，头痛亦瘥，咳爽，脉息转缓。

病理：表气渐和。

治法：再与前法损益。

处方：灵磁石60g（先煎） 生白芍9g 仙半夏15g 生龙齿30g（先煎） 蜜炙

麻黄 4.5g　酸枣仁 18g　川桂枝 9g　云茯神 15g　黄郁金 9g　生紫菀 12g　黄附子 15g（先煎）　生薏仁 18g　大腹皮 12g

五诊　1 月 17 日。

症状：肌热平，咳呛渐瘥，脉息缓大，腹泻溲短。

病理：表解里犹未和。

治法：再与扶阳和中。

处方：灵磁石 30g（先煎）　茅术 15g　川桂枝 9g　黄附子 18g（先煎）　姜半夏 18g　大腹皮 12g　朱茯神 24g　泽泻 9g　炙苏子 9g　生紫菀 12g　煨粉葛 6g　带皮砂仁 9g　生姜 9g

六诊　1 月 24 日。

症状：纳呆便闭，寐不安，苔腻，脉沉缓。

病理：表解肠胃未和。

治法：再与潜阳和中。

处方：灵磁石 60g（先煎）　姜半夏 24g　生白芍 12g　生龙齿 30g（先煎）　茅术 15g　川桂枝 6g　黄附子 15g（先煎）　朱茯神 18g　大腹皮 12g　麦芽 15g　六曲 9g　生姜 9g

【赏析】

患者肌热、头痛、体酸、咳呛，属风邪外干，又兼见无汗、胸痞、咳而不爽，显是痰湿阻滞。故以麻黄、桂枝、生姜、天麻、羌活散寒祛风、解表止痛，以附子、磁石温潜，以半夏、杏仁、薏苡仁、紫菀、川朴、郁金行气祛湿、化痰止咳。药后肌热稍减，体酸已瘥，说明表气渐和，故去天麻、羌活；咳呛仍不爽，口腻，提示痰湿未化，故加白芥子、枳壳行气化痰。服药后四诊时患者肌热渐平，头痛亦瘥，咳爽，脉息转缓，说明处方得当，故继续与前法损益。五诊时肌热平，咳呛瘥，为表已解，出现腹泻溲短，乃里未和。表已解，去麻黄、杏仁；里未和，加葛根升阳止利，以砂仁、茅术行气燥湿。至六诊时，纳呆便闭，苔腻，此乃肠胃不和，《素问·逆调论》曰："胃不和则卧不安。"故治以和中调胃为主，加麦芽、六曲相配伍，行气消食、健脾和胃。

案 8 伤寒太少合病案

张先生，打浦路。

一诊 2 月 11 日。

症状：肌热一周，汗出不解，咳呛胸痞，气短耳鸣，苔白便溏，脉息虚大。

病理：寒邪外来，肺卫不和，中阳被伤，心力衰惫，已呈虚脱之象。

病名：伤寒太少合病。

治法：与潜阳强心，兼调肺卫。

处方：川桂枝 9g 酸枣仁 30g（先煎） 蜜炙麻黄 3g 姜半夏 15g 生白芍 9g 灵磁石 60g（先煎） 炙苏子 6g 黄郁金 9g 朱茯神 18g 黄附子 18g（先煎） 远志 4.5g 大腹皮 12g 生姜 9g

【赏析】

患者肌热一周，汗出不解，咳呛，此为太阳表寒，肺卫不和，故以麻黄、桂枝、白芍、生姜温散寒邪，调和营卫。气短耳鸣，脉息虚大，此为寒邪损伤阳气，少阴心肾虚衰，治宜温潜，以附子、磁石、酸枣仁温肾强心，祝氏言："神经中枢为指挥抗战之首府，神衰者附子以壮之，其为虚性兴奋也，龙、磁以潜之。心脏为血液运输之枢纽，其疲劳而有衰惫之象者，附子配伍枣仁以强之。"胸痞，苔白便溏，此为阳虚饮滞，故以半夏、苏子、郁金、茯神、远志、大腹皮行气除湿。

案 9 素秉下虚，寒邪外来案

洪先生，鲁班路蒲柏坊。

一诊 1 月 21 日。

症状：病经五日，汗出肌热，起伏不解，咳呛胸腹引痛，苔腻，头痛，肢冷，脉浮缓。

病理：寒邪外来，营卫不和，素秉下虚，阳浮。

病名：伤寒太阳病。

治法：与温阳辛解。

处方：水炙麻黄 4.5g　川桂枝 6g　灵磁石 60g（先煎）生紫菀 12g　白芍 9g（炒）黄附子 15g（先煎）白杏仁 12g　朱茯神 15g　仙半夏 15g　生茅术 15g　大腹皮 12g 远志 4.5g　生姜 9g

二诊　2 月 2 日。

症状：肌热略浅，咳仍未爽，苔腻，脉缓。

治法：再与温潜辛开。

处方：灵磁石 60g　朱茯神 18g　白芍 9g（炒）紫贝齿 30g（先煎）酸枣仁 24g 仙半夏 18g　蜜炙麻黄 4.5g　川桂枝 6g　生紫菀 12g　黄附子 15g（先煎）白杏仁 12g 蒸百部 9g　远志 4.5g　生姜 9g

三诊　2 月 4 日。

症状：肌热渐平，咳减而仍不爽，苔腻，口臭，脉缓。

病理：表气较和，肺气未肃，肺胃不和。

治法：再与和中肃肺。

处方：灵磁石 60g（先煎）蜜炙麻黄 3g　炙细辛 3g　紫贝齿 45g（先煎）朱茯神 18g　北五味 3g　生牡蛎 30g　酸枣仁 30g　淡干姜 4.5g　姜半夏 15g　白杏仁 9g 附子 15g（先煎）茅术 12g

四诊　2 月 6 日。

症状：肌热起伏，咳仍不爽，苔腻，脉弦。

病理：新感寒邪。

治法：再与辛开温摄。

处方：灵磁石 60g（先煎）蒸百部 9g　朱茯神 18g　生牡蛎 45g（先煎）蜜炙麻黄 4.5g　酸枣仁 30g　生紫菀 12g　白杏仁 12g　姜半夏 15g　大腹皮 12g　茅术 15g（炒）附子 15g（先煎）生姜 9g　黑锡丹 12g（先煎）

五诊　2 月 8 日。

症状：肌热已平，咳较爽，苔化，脉略缓。

治法：再与摄肾肃肺。

处方：灵磁石 60g（先煎）朱茯神 18g　姜半夏 15g　生牡蛎 45g（先煎）酸枣

仁 30g　炙苏子 9g　黄附子 15g（先煎）　茅术 15g（炒）　蒸百部 9g　白杏仁 12g　生紫菀 12g　大腹皮 12g　黑锡丹 12g（先煎）　生姜 9g

【赏析】

患者汗出肌热，肢冷，头痛，虽已病五日，但表证仍在，故以麻黄、桂枝、生姜、白芍、杏仁辛温解表。症见苔腻咳呛，故以紫菀、茯神、大腹皮、远志化痰止咳、行气祛湿；以茅术、半夏，宣发中阳，亦可助麻桂解表。因患者素秉下虚、阳浮，故重用附子、磁石温潜。药后肌热略浅，咳仍未爽，加百部止咳；加紫贝齿、酸枣仁以助附子、磁石温潜。三诊时肌热渐平，咳减而仍不爽、苔腻，此为表气渐和，故去桂枝、白芍，但肺气未肃，故加干姜、细辛、五味子宣肺降逆、化饮止咳，先贤有云："若要痰饮退，宜用姜辛味。"此三药合用，秉承医圣之法。仲景治痰饮的基本原则是"病痰饮者，当以温药和之"，干姜、细辛、五味子均性温入肺，干姜、细辛内能温化水饮，外能辛散风寒，五味子酸温收敛，止咳平喘，可防姜、辛耗散肺气，若单独应用，有碍发散表寒，若与干姜、细辛合用，则一散一收，一开一阖，收中有散，散中有收，彼此协同，相反相成，邪去而正不伤。仲景于小青龙汤、苓甘五味姜辛汤、射干麻黄汤、厚朴麻黄汤等方中均巧施此 3 味，温化痰饮，用之临床，奏效甚捷。四诊时肌热又起，提示外寒又犯，故保留前方中的麻黄、杏仁、生姜等药，加生牡蛎、黑锡丹温壮下元、镇纳浮阳。药后肌热平，咳渐爽，腻苔化，脉略缓，故去辛温解表之麻黄。

案 10　肌热二周未解案

芮先生，29 岁。

一诊　3 月 19 日。

症状：肌热二周未解，汗出齐颈，苔白，胃痞，便溏，脉缓大。

病理：寒风干表，营卫失调，中阳不足，表邪留恋。

病名：伤寒症。

治法：当与温潜辛解。

处方：灵磁石 45g（先煎）　姜半夏 15g　水炙麻黄 4.5g　朱茯神 18g　炒茅术

15g　大腹皮 9g　酸枣仁 24g　川桂枝 6g　黄郁金 9g　藿梗 9g　粉葛根 4.5g　生姜 9g　白芍（炒）6g

【赏析】

患者肌热 2 周未解，汗出齐颈，属寒风干表，营卫失调；苔白，胃痞，便溏，脉缓大，属中阳不足，痰湿困阻。故以麻黄、桂枝、白芍、葛根、生姜散寒解表、升清止利；以磁石、酸枣仁温潜；以茅术、半夏，宣发中阳；以茯神、大腹皮、郁金、藿梗行气宽中、健脾化湿。

案 11　刘老古稀禀赋强，大剂白虎转安康案

*刘老七十有四，禀赋素强，身体健康。一日突患伤寒发热，医投辛温之药，病不少减，而反增重。壮热烦渴，六脉洪实，谵语无度，不可终日。举家惊慌，于是再请一医生为其诊治。医曰："此为温病，虑其病入心包，有痉厥之变。"处方则银翘散之类，自夸轻可去实。服药 2 帖，毫无效果。病者不安，更为狂妄，于是又换一医诊治曰："病者年高病重，慎防摆脱之变。"予潜阳之品，亦无效果。

闻祝师之名，请其出诊。祝诊之曰："病者禀赋素强，服桂枝汤而转入阳明，可用白虎汤法，如体质虚弱者，可加人参，即人参白虎汤。今迁延日久，所幸正气未虚，可以大剂速抑病邪。"处方：生地 30g，石膏 30g，知母 12g。家属睹其方颇以为异。认为祝医生以用温药而传远近，今此病用此大凉之药，患者年老，是否有碍？祝曰："余之常用温药者，因近人阳虚者多，刘君禀赋强，热度高，宜及时清热抑邪，可放心服之。"果然一剂热减，二剂热退神清，三剂能下床行走矣。

【赏析】

老年人由于阳气渐弱，一般不可大剂量施用寒凉药物。但倡导"重阳学说"善用温药号称"祝附子"的祝味菊在本案中却对年逾古稀的患者施用了大剂寒药。究其原因，还是要落实到"辨证论治"上来。患者禀赋素强，突患伤寒发热，医者投以辛温之药，似是契合治疗原则，但未充分考虑到患者体质，把握好温解之度，故药后壮热烦渴、六脉洪实、谵语无度。《伤寒论》中论述了太阳表证汗后的

注：医案前带*者为门人整理医案。

三种变化：一是体质较强，发汗得法者，可汗之而愈；二是素体阳旺，又汗不得法，外邪入里化热，转成热证；三是体虚之人，汗后易于伤阳损阴，成为虚证。种种转化，与体质因素密切相关。此时外邪入里化热，太阳表证转为阳明里热证，单凭银翘散"轻可去实"，不免力量不足，必然毫无效果。又有医生认为患者年高病重，以温潜治之，更不对证。及求治于祝氏，三因制宜，辨症辨人，论治精准，循仲景白虎汤之法，寥寥三味药，配伍精当，药专力锐。患者服后一剂热减，二剂热退神清，三剂能下床行走。足证经方效如桴鼓，"一剂知，二剂已，三剂瘥"矣！此案也表明，祝氏并非一味强调温阳，辨证乃是治病的关键。

案12 叶君重证伤寒治愈案

*医学博士叶君，以研究中药，著称于时，1937年期间，两度罹患伤寒，第一次治疗一个多月，始恢复常温，但体力不支，精神萎顿，不能进行工作。讵料于恢复期又重患伤寒，白细胞减少，超过其他病人，请西医诊治，确诊伤寒。叶年过五十，二度患此重症，心甚忧之，虑其不能持久。适有大华医院缪护士，与叶君经常共同工作，颇为熟悉，一日探望叶病，看见其状，因介绍曰："君何不请中医祝味菊治疗，余深知其治迹之佳，故竭诚推荐。"叶曰："深蒙关心，余以西医为业，而又属研究人员，何必中医诊治呢！"遂又邀同道多人，注射服药，仍无寸效。缪护士闻其病未曾好转，遂又探望，其时叶君体力难支，答言甚少。缪曰："疾病倘旷日久，恐变生不测，悔之晚矣。"叶君有所感，勉强坐起曰，愿候明教。

遂请祝味菊医生诊治，诊后即曰："君所患者确系伤寒，症状虽不重，惟体虚可虑耳，倘服吾药，无人从中掣肘，则指日可愈。"叶问之曰："敢请几旬可治愈？"祝曰："十日可愈也。"叶虽不言，但表现怀疑之态，顾虑祝医生是否言过其实。缪在旁为之证明祝言可信，始同意服中药。祝氏处方：黄厚附子（先煎）12克，人参（先煎）9g，黄芪15g，川桂枝9g，炒白芍9g，活磁石（先煎）30g，生龙齿（先煎）30g，朱茯神9g，酸枣仁12g，姜半夏9g，陈皮9g，怀山药12g，炒麦芽12g。服药2剂，体力稍强。再服3剂，更为好转。及至第六天，叶氏体力增强，下床步履，并不吃力，饮食亦香，精神愉快，喜曰："中国医药疗法，颇有研究价值。"遂再请祝出诊，并欢迎于室外曰:"今日邀君至舍间,一为向师请教,二为请君再度诊治,以善其后。自服君药以来,日渐其好,效如桴鼓,而君能限期愈疾,佩服,佩服!何其效果之佳也!"祝曰:"然则西医用血清治病者,屡有特效,亦何故耶?"叶曰:"此无他,为增进人体之抵抗力而已。"祝欣然曰:"中医疗病之原由,亦应作如斯观,增强人体抗力,缩短疗程耳。"叶曰:"中西医实殊途同归。"两人志同道合,遂称为医友。

【赏析】

本案患者首次伤寒后出现体力不支、精神萎顿,表现以气虚症状为主,恢复期二次罹患伤寒后出现体力难支,答言甚少,甚至勉强坐起的严重气虚症状,治病须辨证论治,注重整体。根据祝氏独创的五段论伤寒的辨证方法,本病案患者已到达"太阴、少阴之为病"的阶段,出现"正气懦怯,全体或局部抵抗力不足"的临床表现。祝氏据此辨证核心,同时重视机体的抗病能力,运用一反俗风的温补之法,用附子配合人参、黄芪温补阳气;桂枝发表助阳,温通经脉,白芍养血敛阴止汗,二者合用收散并举,调和营卫;龙齿、磁石、酸枣仁、茯神潜镇浮阳,养心安神;半夏配合陈皮理气健脾、化痰除湿,使脾胃运化功能得以恢复;怀山药、炒麦芽健脾益气、助消化。患者服药六天后,体力增强,食欲恢复,精神愉快,药效之明显反映出祝氏倡导的重阳理论的临床价值,人体抵御外邪的正气即维持人体正常生命活动的阳气,正所谓"正气存内,邪不可干",若正气亏损,则不仅易反复受外邪侵袭,并且感邪后病程往往迁延难愈,邪正相争过程中正气耗损严重,甚至不能维持基本的生理功能,祝氏用增强人体抵抗力以缩短病程的西医理论解释并使人理解中医治疗方法,恰如其分地体现了祝氏主张的"术无中西,真理是尚"的观点。在临床中应学习祝氏发挥中医疗效之长,吸取西医理论之长,用科学的方法理解、研究和运用中医,使中医有更好的发展。

案13　伤寒发热神衰案

*又如治一伤寒病人,发热多日不退,神衰脉数。诊为并发心脏衰弱,于麻黄、桂枝等中药,复加附子、酸枣仁、磁石、龙齿以强心安神,终于获效。

【赏析】

本病案伤寒患者发热多日不退,说明正气正与邪气作殊死搏斗,人体正在发挥自我的抗病能力，但正气耗损严重，虚阳上浮，出现神衰脉数，祝氏不用清热，反用辛开之法，运用麻黄、桂枝疏通开放腠理，使热有去路，并诱导自身的气血运行到肌表，以抵御外邪，体现了祝老自创的诱导疗法，强调激发人体的抗病潜力以达到自我修复的目的。同时运用附子配磁石、龙齿，共同发挥温潜之效，加上酸枣仁以养心安神。诸药合用，使热退邪去，心神得安。

案 14　寒邪外干，中湿遏阻，心力已衰案

李先生，四明医院。

一诊　2 月 28 日。

症状：肌热，汗出不解，神昏，苔腻，唇烂，目开不得寐，溲秘，脉息浮大。

病理：寒邪外干，中湿遏阻，营卫不和，心力已衰，阳浮不潜，三焦失化。

病名：伤寒。

治法：当与温潜辛化。

处方：蜜炙麻黄 4.5g　川桂枝 6g　灵磁石 60g（先煎）　黄附子 15g（先煎）　朱茯神 24g　生龙齿 45g（先煎）　茅术（炒）15g　黄郁金 9g　仙半夏 18g　白芍 6g（炒）　生紫菀 12g　生姜 9g　酒连 1.5g（泡冲）　白杏仁 12g　远志 4.5g

二诊　2 月 29 日。

症状：神清得寐，溲行、便秘，肌热已平，脉息缓大。

病理：表和浮阳已敛，腑气未行。

治法：再与前法损益。

处方：灵磁石 60g（先煎）　生龙齿 30g（先煎）　云茯神 24g　川桂木 6g　生姜 9g　黄附子 18g（先煎）　茅术（炒）15g　薏仁 18g（炒）　白杏仁 15g（打）　姜半夏 18g　大腹皮 12g　生紫菀 9g　远志 4.5g

三诊　3 月 2 日。

症状：寐已安，胃纳醒，大便不行，脉息缓。

病理：腑气未通。

治法：再与前法损益。

处方：灵磁石 60g（先煎）　生牡蛎 30g（先煎）　朱茯神 18g　炙苏子 9g　生姜 9g　炒茅术 15g　大腹皮 12g　黄附子 18g（先煎）　麦芽 12g（炒）　仙半夏 15g　白杏仁 12g（打）　生紫菀 12g　黄郁金 9g

【赏析】

伤寒是伤寒杆菌导致的急性传染病，可累及神经系统，从而出现神昏的临床表现，温病学中认为多由热入心包、湿热夹痰上蒙清窍、胃热乘心引起，常以清心开窍或清热祛湿、豁痰开窍等方法治疗。本案患者汗出不解是寒邪外袭，营卫不和的表现；苔腻、唇烂是中焦湿盛的表现；肌热、目开不得寐、脉息浮大是心力衰竭、阳浮不潜所致；神昏、溲秘是三焦气化失常的表现。祝氏认为伤寒所感外邪可不分寒邪和温邪，以五段论伤寒，遂在治疗选药中不拘泥于寒凉药物，反而更倾向于运用温热药，以达到发散肌表，热退邪去的功效。若使用寒凉药则会使腠理闭塞，损伤正气，热不得解，邪不得祛。所以祝氏选用麻黄、桂枝以辛温发散；附子配合龙齿、磁石发挥温潜之效；茯神、远志养心安神；生紫菀、白杏仁润肺下气；茅术、半夏健脾燥湿、调畅气机；酒连燥湿健胃，泻火解毒；诸药合用，标本兼顾，使热退邪去，浮阳得潜，三焦气化正常。祝氏根据患者病情变化在组方用药上作增减调整，神情热退则去掉麻黄，腑气未通导致便秘则加入大腹皮、炙苏子、麦芽健脾宽中，润肠通便，围绕病机根本增减药物，使得药到病除，效果显著。

案 15　伤寒正虚邪恋，心力衰惫案

樊先生

一诊　1939 年 8 月 1 日。

症状：病经月余，肌热复炽，神衰语乱，筋惕肉瞤，腹硬满，脉微欲绝。

病理：伤寒正虚邪恋，心力衰惫已呈虚脱之象。

病名：伤寒坏症。

治法：姑予潜阳强心。

处方：黄附子 24g（先煎）　别直参 12g　上安桂 3g（研冲）　炮姜炭 6g　生龙齿 30g（先煎）　灵磁石 60g（先煎）　酸枣仁 45g　朱茯神 18g　甘枸杞 15g　龙眼肉 15g

二诊　8 月 2 日。

症状：筋惕稍瘥，已得寐，大便舒，腹部略软，脉息虚细而略缓。

病理：心力稍佳，腑气已行。

治法：再予前法损益。

处方：上方别直参改用 9g，加紫贝齿 45g、仙半夏 15g、鸡子黄一枚（打冲）。

【赏析】

本案患者患伤寒病数月，肌热转平，应该进入恢复期，但又出现肌热复炽等症状，说明在患病后期正邪相争的关键时刻，正气虚弱，不足以彻底驱邪外出，导致病情反复，出现正虚邪恋的一系列伤寒坏症的表现。患者肌热复炽、神衰语乱、筋惕肉瞤、脉微欲绝是阳气耗损，虚阳上越的症状；腹硬满为阳虚寒凝，腑气不通的表现。经过数月邪正交争，无论是有机之邪，还是无机之邪，都不应是导致疾病反复的关键，根本在于巩固人体的正气，回阳救逆，应着重实施本体疗法。祝氏运用附子配合别直参温壮阳气，增强人体自我修复和对抗外邪的能力；上安桂、炮姜炭配生龙齿、灵磁石温潜浮阳；酸枣仁、朱茯神、甘枸杞、龙眼肉滋补阴血，养心安神。诸药合用，阳气振奋，浮阳得潜，心神得安。祝氏以治人为核心，仅一剂药下，症状明显好转，原方上略作增减，仍以温壮和温潜为主要治疗手段，巩固疗效。由此可见，人体的阳气在疾病的末期发挥着不容忽视的作用，应学习祝氏主张的本体疗法，重视人体阳气的修复和抗病作用，以治人为根本，防止病情反复。

案 16　伤寒神昏案

*上海国医学院学生徐某之弟，病伤寒甚剧，请医束手。祝师当时在该院执教，徐某信仰其理论，征得父亲同意，邀祝诊治。徐弟高热两旬不退，神昏谵妄，前医金谓热入心包，主用清宫。祝诊之，不能苟同。处方：附子 12g（先煎），活磁石 30g（先煎），麻黄 6g，桂枝 9g，生姜 9g，朱茯神 12g，苏梗 6g，郁金 9g，姜半夏 9g，生

龙齿 30g（先煎），酸枣仁 15g。服后诸恙依然，翌晨又为处方如前。徐父慌乱之余，又延名医会诊，皆认为热药之误。一医且笔之于方案，谓邪入心包，误投温燥，法在不救。家中人更慌，皆出怨言。徐乃见祝师，祝问前方服后厥恙好转否？徐曰：未也。然则能变否？答曰：亦未也。祝曰："不好不变，药力未及也，何用惊为。"徐以实告："名医某某等皆谓服师药已无求矣。"祝遂与徐同往，其父蹙额相迎。祝问前方服否？徐父有难色曰："顷间名医会诊，以为非是，未敢服也。"言下唏嘘不已。祝曰："有斯哉！病以吾药而剧，吾不得辞其咎然，吾知此病不即死也。吾使人来侍病者五日，前所服之药过五日其药性当已消矣，其不及五日而亡者，药之过也，可毁我招牌，并鸣之于报端，为庸医杀人之戒。苟过五日不死者，非吾之罪也，任令更医诊治。"徐父用此而谢曰："吾固深信夫子者，医生有割股之心，先生既知其不死，幸始终拯救之。"于是出纸笔，促之处方。祝曰："无更只字，连服两帖，不分昼夜续进，明日不需延请，自来诊视。"次晨祝破扉而入，急问昨宵病人有变否？徐氏谢曰："小子服夫子药，汗出热减神静而得安寐矣，夫子真神人也。"复出纸笔请处方。祝曰无更只字，再服两帖。次日仍照原方又服两帖，诸恙大愈。因谓徐父曰："向者一纸热药，即被断为杀人，今连服六剂而热退神清是非明矣。"徐父谢曰："倘非夫子真知灼见小子其病毙矣，今而后始知名医之所以为名医也。"

【赏析】

祝氏认为伤寒为感受有机之邪而后引起机体发热，发热控制在一定的温度，是有益于机体活跃细胞，调动免疫机制的，在患病过程中需要控制体温，防止体温过高而出现矫枉过正的亢温。基于这个基本理论，本案患者伤寒后高热两旬不退，属于患病后机体自我保护的抗病表现；神昏语妄是虚阳上浮所致。遂以附子温壮心力，配活磁石、生龙齿重镇之药温潜阳气，使阳气秘藏，真阴得固；麻黄、桂枝诱导气血运行到达肌表，助心力，抵外邪，充分激发人体自疗本能；茯神、酸枣仁养心安神；苏梗、郁金理气舒郁；生姜、半夏燥湿和胃、宣发中阳，使机体气机调畅。诸药合用，增强心力，防止亢温，调整机体气机运行，此乃祝氏倡导的本体疗法。邪正相争是一个过程，伤寒患者的发展转归与正气盛衰关系密切，治疗切不可过于心急，坚持本体疗法，定能最终驱邪外出。

案17　名医徐氏之子伤寒神昏案

*昔年沪上儿科名医徐君，衣钵相传，已有二世，以时方著称。慕祝氏对中医有特殊见解与治疗方法，而未心悦诚服也。虽然如此，仍命其子拜祝氏为师，以学究竟。一日其子患伤寒甚剧，热度逐日上升，昏眩昏愦，呓语呢喃，醒时又了了自清，而脉不洪数。徐君甚忧之，因惧祝氏用药与其观点有所不同，遂邀请同道数人，共同诊治，共同处方，用泻心汤法。祝氏闻之转告徐曰："此非泻心汤法所宜也。"徐答以服药后尚无不可，祝劝其谨慎从事。越数日，病情逐渐加重，神昏不醒，呓语郑声，饮食不能入，泛泛欲恶。徐此时已知其子病严重，再邀请诸医会诊，一致认为热入心包，而脉现伏象，为热邪内闭之危急症候，如不转机，内闭外脱，即在目前。应早服清宫汤方，特别要先服紫雪丹，或可挽救生命于垂危。徐氏方寸无主，而亲朋之探病者，群集于病人住室，空气秽浊，扰攘不安。其时祝味菊亦至徐家探病，见此情景即曰："病人系吾之弟子，是否在余病名之前，各药暂停。"于是至病人榻前，仔细观察，望色闻声，按脉有倾，徐氏及家从皆来询问。祝曰："病人神昏愦系由渐而成，呓语郑声，脉现伏象，不是中热毒昏愦突然而来，实系阳虚易脱之象，并非中热毒，吾意不能用清宫汤、紫雪丹类。君等倘听吾言，信余安排，吾徒病倘不能愈，余不复言医矣！"当夜宿于徐家。反以强心扶阳诸药：活磁石（先煎）45g，生龙齿（先煎）30g，石决明（先煎）45g，附子（先煎）12g，酸枣仁24g，朱茯神12g，石菖蒲9g，姜半夏12g，桂枝9g，生白芍9g，麻黄6g。当晚即服1剂，当可转危为安。及至天明，病人汗出热大减，神识逐渐转清，但身体颇为衰惫。照原方去麻黄加人参 9g（先煎）。服药后呓语呕恶均止，与人谈话对答颇清，一星期后体力稍支，一月后体力恢复。徐子现年近八十，久为儿科名医，身体亦颇强健。

【赏析】

本案患者处于伤寒进展期，热度逐日上升是正邪交争，机体发挥抗病能力的表现；昏眩昏愦，呓语呢喃，醒时又了了自清，而脉不洪数，是阳气虚弱，虚阳上浮的证候。前医不辨寒热，使用苦寒清热的泻心汤，导致患者病情加重，出现神昏不醒，呓语郑声，饮食不能入，泛泛欲恶的症状，是心阳虚脱的表现。此乃辨证有误，错用寒凉，大伤阳气所致。后祝氏诊治，断为"阳虚易脱之象"，治用独创的温潜之法，方用附子配活磁石、生龙齿、石决明达到温潜浮阳之效；麻黄、桂枝、白芍散温祛邪，调和营卫；酸枣仁、朱茯神养心安神；石菖蒲、姜半夏化湿和胃，豁痰开窍。诸药合用，通过强心扶阳终获热退神清的奇效。伤寒患病过程中可出现昏愦的症状，可以由热入心包或虚阳上浮引起，须区别对待，切不可见到热象就一味使用寒凉之药。热入心包导致昏愦者，病人会出现体温急骤上升，骤然神昏，脉象洪数的表现，可用清心开窍，或兼益气固脱的方法进行治疗，方选清宫汤、紫雪丹加减等。而虚阳上浮导致神昏谵语者，应采用祝氏的温潜之法，鼓舞正气，使阳气秘藏，待热退神清之时，可去麻黄，加入补益正气的药物，以随症加减，巩固疗效。若虚阳上浮还执意用寒凉药物，则会伤及阳气，出现正虚阳脱的危险，当谨慎对待！

案18　伤寒阳越案

王先生

一诊

症状：自汗气促，鼻煽，脉息虚缓，舌润无苔。

病理：伤寒已达二候，心肾水虚，真阳泄越。

病名：伤寒阳越。

治法：与摄肾潜阳为主。

处方：乌附子15g（先煎）　朱茯神15g　仙半夏12g　生龙齿30g（先煎）　炒白术12g　鸡子黄一枚　生牡蛎30g（先煎）　炮姜9g　黑锡丹15g（先煎）

二诊

症状：自汗气促稍瘥，脉息仍虚缓。

病理：真阳已见潜藏之势，气衰。

治法：仍当摄阳益肾为主。

处方：乌附子15g（先煎）　朱茯神15g　补骨脂15g　生牡蛎30g（先煎）　生龙齿30g（先煎）　覆盆子9g　黑锡丹15g（先煎）　巴戟天18g　仙半夏15g　炮姜6g

三诊

症状：脉象缓而敛。

病理：连进益阳补肾，吸气亦深，肾之摄纳渐复。

治法：再与前意出入。

处方：乌附子 15g（先煎） 朱茯神 15g 补骨脂 18g 灵磁石 30g（先煎） 巴戟天 18g 炮姜 9g 制川朴 6g 生龙齿 30g（先煎） 炒白术 12g 仙半夏 15g

四诊

症状：脉缓而虚，耳聋眠少。

病理：邪去正虚，肾气不固。

治法：再与益肾潜阳为治。

处方：乌附子 15g（先煎） 大熟地 18g 生龙齿 30g（先煎） 补骨脂 18g 生谷芽 15g 朱茯神 15g 灵磁石 30g（先煎） 仙半夏 18g 炮姜 16g 炒白术 16g

【赏析】

祝老将伤寒分为五段，根据正气与邪气抗争的状态和损耗程度，确定不同的治疗方法，太阳伤寒、少阳伤寒、阳明伤寒、太阴少阴伤寒、厥阴伤寒分别以和阳、通阳、抑阳、扶阳、潜阳为治疗关键。本案患者出现自汗气促，鼻煽的表现，为气虚阳越的表现；脉息虚缓，是心肾两虚，阳气衰惫的表现；舌润无苔，是阳气不足，阴寒内生所致。本案患者或因禀赋不足，或因治疗不当，同时正气在与邪气抗争过程中严重受损，导致病情发展至正气亏虚，虚阳上越的少阴伤寒阶段，祝老运用乌附子、生龙齿、生牡蛎益阳补肾，温潜阳气，朱茯神养心安神，仙半夏、炒白术健脾祛湿，宣发中阳。二、三、四诊在此基础上略作增减，共奏潜阳固脱、温补肾气的功效，发挥肾气抵抗外邪的自然疗能。祝氏认为，在伤寒的各个发展阶段，都应关注正气虚损程度，充分重视阳气的充盛，谨记阳气秘藏，肾气充足，才能抵御外邪。基于这个理论核心，潜阳益肾这一治疗原则尤其应在太阴少阴、厥阴两段的伤寒中得以重视和积极运用。

案 19 伤寒夹湿，中阳衰惫案

李宝宝

一诊

症状：身热两周未解，神识渐昏，舌黑而润，汗出齐颈，脉息虚浮。

病理：伤寒夹湿，中阳衰惫，卫气不达。

病名：伤寒夹湿。

治法：当与温中和表。

处方：川桂枝 3g 乌附子 6g（先煎） 灵磁石 18g（先煎） 白杏仁 9g 大豆卷 9g 仙半夏 9g 朱茯神 12g 生姜 3 片

二诊

症状：与温中和表，身热渐平，脉亦指（疑脱字）。

病理：伤寒太少合病，中渐复，卫气渐达。

治法：再与前法出入。

处方：川桂枝 4.5g 乌附子 6g（先煎） 灵磁石 18g（先煎） 生白芍 9g 大豆卷 9g 炒竹茹 3g 白杏仁 9g 水炙甘草 2.4g 生姜 3 片

三诊

症状：身热平，脉虚细，舌仍中黑，不时泛恶。

病理：表气虽和，中寒未罢。

治法：再与益阳和中。

处方：川桂枝 3g 炒白术 9g 灵磁石 15g（先煎） 乌附子 6g（先煎） 仙半夏 9g 生白芍 9g 藿梗 3g 陈皮 3g 带皮苓 12g 淡干姜 3g

【赏析】

神昏常因痰浊、热毒、外伤、气血逆乱、阴阳衰竭等原因引起，本案患者出现神识渐昏，结合患者身热两周未解的病情进行分析，其正处于邪正交争持久，阳气日渐耗损的阶段，且患者出现了汗出齐颈，脉息虚浮的症状，提示阳气衰惫，气虚不摄，已达到伤寒太阴少阴合病阶段。舌黑而润、不时泛恶，提示患者中阳虚损，寒湿不化。基于正气怯懦，兼夹寒湿的病机，祝氏认为当治以温潜阳气，宣中化湿之法。方用乌附子、灵磁石温阳潜涩；桂枝、白芍调和营卫；大豆卷、仙半夏化湿利气，宣发中阳；生姜、竹茹温胃止呕；白杏仁宣发肺气，疏利三焦气道，有助于卫气达表，祛寒化湿。经过二次治疗，患者身热渐平，但舌仍中黑，不时泛恶，提示正气渐复，寒湿未化，故在前方基础上增加藿梗、陈皮、带皮苓以理气化湿，将生姜更换为干姜，加强温中散寒之力。诸药合用，略作增减，共奏温阳化湿之效。祝氏治疗标本兼顾，用药合理调配，无不体现其遣方用药之用心。

四诊

症状：身热起伏，舌黑泛恶，脉虚紧。

病理：略受寒侵，营卫复失调节。

治法：再与调和营卫。

处方：炙麻黄1.5g　白杏仁9g　陈皮4.5g　生姜9g　川桂枝3g　生白芍9g　仙半夏9g　灵磁石15g（先煎）　远志2.4g　灵磁石15g（先煎）　乌附子6g（先煎）

五诊

症状：身热平，脉息渐和，头部尚微热，苔仍黑腻，作恶。

病理：中焦遏阻。

治法：再与益阳和中。

处方：乌附子9g（先煎）　生龙齿18g（先煎）　白杏仁9g　生姜9g　仙半夏9g　白苏子4.5g　制川朴3g　炒六曲6g　灵磁石18g（先煎）　带皮苓16g　远志2.4g

六诊

症状：脉静身凉，黑苔渐化，唇干溲少。

病理：津液未复。

治法：仍当温中和胃。

处方：乌附子9g（先煎）　仙半夏9g　生龙齿18g（先煎）　灵茯苓16g　福泽泻16g　生牡蛎18g（先煎）　焦谷芽16g　生白术9g　川桂枝3g　陈皮4.5g

七诊

症状：溲浊苔腻，咳嗽不爽。

病理：肺胃未和。

治法：再与温调。

处方：生白芍 9g　云茯苓 16g　生姜 9g　生谷芽 16g　制川朴 4.5g　炙苏子 3g　仙半夏 9g　生白术 9g　陈皮 4.5g　乌附子 9g（先煎）

【赏析】

　　伤寒夹湿的治疗过程中，正气虚弱，易复受外邪侵袭，本案患者在四诊时出现身热起伏，脉虚紧，是正气未复，复感寒邪的表现，舌黑泛恶，是湿气未化的表现。此时祝氏首先以祛风散寒为主，加用麻黄，以发挥辛温散寒之功。五诊时患者身热平，说明寒邪已去。苔仍黑腻，作恶，治疗当继续宣中祛湿。六诊时患者出现脉静身凉，黑苔渐化，说明疾病好转明显，当巩固治疗。唇干溲少，是因长期湿阻困脾，导致脾气虚弱，运化无力，津不上承，祝氏运用温阳化气，利湿行水的治法，加入桂枝、茯苓、泽泻、白术、焦谷芽，共同发挥健脾祛湿，温中和胃的作用。七诊时患者溲浊苔腻，咳嗽不爽，是气机尚未恢复正常的表现，祝氏运用附子、茯苓、生姜、制川朴、陈皮、仙半夏、生白术理气化湿，温中健脾；炙苏子降气止咳；生谷芽健脾和胃，诸药合用，共同发挥巩固调理，调畅气机的功效。

案 20　湿蕴于中，寒风外束案

程先生，卜邻里 14 号。

一诊　2 月 25 日。

症状：肌热汗出及颈，肢体酸楚，苔腻胸闷，气短，腹膨，溲浊而少，脉息虚数。

病理：湿蕴于中，寒风外束，营卫不和，三焦滞壅，肺络损伤。

病名：伤寒兼湿。

治法：当与温潜辛化。

处方：灵磁石 60g（先煎）水炙麻黄 4.5g　白杏仁 12g　川羌活 9g　朱茯神 18g　仙半夏 12g　川桂枝 9g　生薏仁 24g　炙苏子 9g　生紫菀 9g　生姜 9g　桑枝 15g　大腹皮 12g　附子 15g（先煎）

二诊　2 月 26 日。

症状：汗出仍未爽，体痛稍瘥，脉息虚而略缓。

病理：表犹未和。

治法：再与前法损益。

处方：灵磁石60g（先煎）　黄附子15g（先煎）　水炙麻黄4.5g　蒸百部9g　生姜9g　川桂枝9g(后入）　川羌活9g　北茵陈15g　炙苏子9g　桑枝15g　炒茅术15g　姜半夏18g　生紫菀12g　朱茯神18g

三诊　2月27日。

症状：肌热稍减，体痛渐瘥，便溏溲少，脉转虚缓。

病理：表气较和，中湿尚盛。

治法：再与温潜辛化。

处方：灵磁石60g（先煎）　川羌活9g　朱茯神15g　川桂枝9g　酸枣仁18g　生紫菀12g　炒茅术15g　炙苏子9g　大腹皮12g　姜半夏24g　蒸百部9g　北茵陈15g　泽泻9g（炒）　黄附子15g（先煎）　生姜12g

28日改方，去枣仁，加龙齿。

四诊　2月29日。

症状：肌热平，咳呛减，苔腻，溲浊便溏，脉息虚缓。

病理：表和中湿尚盛，三焦遏阻。

治法：再与扶阳化湿。

处方：灵磁石60g（先煎）　酸枣仁24g（打，先煎）　茅术15g（炒）　川桂木9g　泽泻9g（炒）　黄附子15g（先煎）　姜半夏18g　炙苏子9g　蒸百部9g　生牡蛎45g（先煎）　朱茯神24g　淡干姜6g

五诊　3月3日。

症状：咳呛未已，苔腻，溲少而浊，不思饮，脉虚缓。

病理：心脾肾三阳俱衰，湿邪遏阻，分泌不良。

处方：再与温化三焦为主。

处方：灵磁石45g（先煎）　带皮苓24g　茅术18g（炒）　牡蛎45g（先煎）　上安桂6g　北茵陈15g　枣仁24g　黄附子15g（先煎）　仙灵脾12g　西砂壳9g　大腹皮12g　淡干姜9g　姜夏18g　远志4.5g

桂枝改作肉桂，为了化气行湿。

【赏析】

伤寒发病，可兼夹湿邪。本案患者出现肌热汗出及颈，是邪正交争，营卫失调的表现；肢体酸楚，乃外感风寒、经脉郁滞所致；苔腻胸闷，气短，腹膨为湿邪内蕴，气机不畅之症；溲浊而少，是湿邪困遏，气化不利的表现；脉息虚数，是正气虚弱之征。祝氏据症断为湿蕴于中，寒风外束，三焦滞壅，肺络损伤之证。故治用温潜阳气，辛化湿邪之法。方用附子、磁石发挥温潜作用；麻黄祛除风寒；生姜、半夏燥湿化痰；大腹皮行气除满；羌活、桑枝祛湿通络；薏苡仁健脾化湿；茯神安神利水；白杏仁、炙苏子、生紫菀宣肺降气，利于疏导三焦气化通道；桂枝温经通络，以助邪出湿化。二诊时患者肌热稍减，体痛稍瘥，说明风寒渐去；便溏溲少，是湿阻气机，气化不利的表现。故祝氏用药在前方基础之上增强化湿之力，加用泽泻、茅术，增大半夏用量。四诊、五诊时患者肌热平，说明风寒已去，可去掉麻黄。脉虚缓是正气未复，湿邪未化之象；苔腻是湿邪内蕴的表现；咳呛、溲浊便溏、不思饮，是湿邪阻遏，三焦气化不利的表现。故治疗重在温阳化湿，用药在前方基础上将桂枝改为肉桂，加用带皮苓，共同增强温阳化湿之效，以通利三焦气机。由于湿邪黏滞，迁延难愈，祝氏在伤寒夹湿病证的治疗后期，针对湿邪内阻，结合湿邪的致病特点，加强温阳化湿之力，在药用部位的选择和药物用量的增减上都有所考究，值得我们借鉴和学习。

湿 温

案1 湿蕴于中，凉风干表案

单先生

一诊 1941年9月13日。

症状：肌热已近两周，胸闷，苔腻，肢酸头痛，脉息弦细。

病理：湿蕴于中，凉风干表，中阳不足，营卫失调。

病名：湿温。

治法：当予辛温淡化。

处方：灵磁石30g（先煎） 附子15g（先煎） 茯神12g 枣仁18g 姜半夏18g 生茅术15g 川桂枝9g 水炙麻黄4.5g 大腹皮12g 黄郁金9g 生姜12g

二诊 9月15日。

症状：汗出肌热已减，项强背痛，脉仍弦细。

处方：上方去麻黄、郁金，加羌独活各9g、杏仁12g、炒薏仁18g。

三诊 9月17日。

症状：肌热平，项背强痛已瘥，下肢酸麻，舌苔白腻，脉转细缓。

病理：表和湿邪尚盛，中阳不足。

处方：灵磁石45g（先煎） 桂枝9g 附子18g（先煎） 独活9g 酸枣仁18g 炒薏仁18g 桑枝15g 仙灵脾12g 生姜12g 巴戟天24g（酒炒） 茅术15g 宣木瓜12g 姜半夏15g

【赏析】

本案患者出现肌热近两周，胸闷，苔腻，肢酸头痛的症状，是典型的湿温病证。由于湿热之邪困阻中焦，浸淫肌表，中阳衰惫，导致三焦气机不利，脉道不通。温病学派主要以清热、化湿、和中作为湿温病的治疗原则，忌用"火攻""大汗峻剂"和"甘酸腻润"。其中忌用"大汗峻剂"是顾及湿温患者本就中阳不足，湿热内盛，若发汗太过，恐伤及阳气，导致阳气更衰，湿热更甚，病情迁移难愈甚至加重出现变证。祝氏在治疗湿温中也运用了化湿之法，药选茅术、半夏、大腹皮，以宣中化湿，但其独具特色地运用了发汗之法，药选麻黄、桂枝，以辛温发汗。此法治疗有效，并未出现加重或不良反应，究其原因，应该是发汗力度控制得当，待患者治疗二日后汗出肌热已减，便即刻去掉麻黄，减轻辛温发汗强度，避免伤及阳气，并且通过发汗之法使邪有去路，祛除了浸淫在肌表的湿热之邪。在发汗的同时，根据阳气不足的病机，祝氏还运用了温潜阳气之法，药选附子、磁石，使阳气温壮，得以秘藏，从而激发人体阳气，振奋祛邪之力。三诊时，患者经过温潜阳气，辛温化湿的治疗，肌热平，项背强痛好转，但仍有下肢酸麻的症状，结合舌苔白腻，脉细缓，考虑中阳不足，湿邪蕴阻，在首方基础上加入仙灵脾、巴戟天以补肾阳、祛风湿，增加独活、桑枝、炒薏仁、宣木瓜以祛风化湿、舒筋活络，诸药合用，巩固治疗。由此案例可见，治疗湿温时可根据寒热的不同，借鉴祝氏的学术思想，合理地运用温潜阳气和辛温化湿之法，不仅不会出现发汗太过可能导致的阳衰湿盛表现，而且还能得到预期的疗效。

案 2 湿蕴于中，气机逆乱案

沈先生

一诊

症状：肌热未平，苔腻，咳嗽气逆，脉息浮弦。

病理：湿温已及两候。

治法：当与温中达表。

处方：活磁石 30g（先煎） 厚附子 15g（先煎） 川桂枝 6g 陈皮 4.5g 川羌活 6g 炒茅术 12g 仙半夏 12g 生姜 9g 蜜炙麻黄 3g 白芥子 9g 大腹皮 16g

二诊

症状：肌热稍平，脉息略缓，咳呛气逆。

治法：再与潜阳和表。

处方：活磁石 45g（先煎）　川羌活 6g　厚附子 18g（先煎）　炒苍术 15g　陈皮 6g　川桂枝 6g　制川朴 4.5g　生姜 9g　大腹皮 12g　姜半夏 15g　白芥子 9g

三诊

症状：肌热平，脉息虚缓。

病理：营卫不和。

治法：再与前法损益。

处方：厚附子 24g（先煎）　活磁石 30g（先煎）　陈皮 6g　陈枳壳 6g　姜半夏 15g　川桂枝 6g　炒白术 15g　生姜 9g　白芥子 9g　朱茯神 15g　酸枣仁 18g

【赏析】

本案患者仍属湿温，肌热未平、苔腻，是湿热内盛的表现；咳嗽气逆，是湿热阻遏，气机逆乱的表现；脉浮弦，是湿热蕴阻，气机上逆的表现。和案 1 湿温病案的区别之处在于本案患者气机逆乱表现明显，出现了咳嗽的症状，所以祝氏在运用温潜阳气、辛温化湿的方法治疗湿温的同时，加入白芥子，取其豁痰利气的功效。在本案中同样注意了待肌热稍平，即刻去掉麻黄，避免了发汗太过而损伤中阳，后期以温潜阳气，宣中化湿为主要原则巩固治疗。

案 3　湿蕴于中，三焦失化案

周某，男童，新首安里 56 号。

一诊

症状：肌热起伏，汗出不解，腹满纳逊，将近三周，苔白，脉浮弦。

病理：此乃湿蕴于中，寒风干表，营卫不和，三焦失化。

病名：湿温。

治法：当与温潜辛解。

处方：灵磁石 30g（先煎）　黄附子 12g（先煎）　云茯神 12g　蜜炙麻黄 4.5g　砂仁壳 6g　酸枣仁（打，先煎）18g　川桂枝 6g　粉葛根 6g　大腹皮 9g　生姜 6g　姜半夏 12g　鲜藿香 6g　黄郁金 6g　生茅术 12g

二诊

症状：肌热起伏，腹满较瘥，苔白，脉略缓。

治法：再予温潜辛化。

处方：灵磁石30g（先煎）黄附子12g（先煎）云茯神12g 蜜炙麻黄4.5g 砂仁壳6g 酸枣仁（打，先煎）18g 川桂枝6g 粉葛根6g 大腹皮9g 生姜6g 姜半夏12g 鲜藿香6g 黄郁金6g 生苍术12g

三诊

症状：肌热稍减，寐稍安，苔白腻而剥，脉息转缓。

病理：中阳渐复，营卫犹未调节。

治法：再与辛温淡化。

处方：灵磁石45g（先煎）酸枣仁18g（打，先煎）金黄附子15g（先煎）川桂枝6g 云茯神12g 粉葛根6g 白蔻仁6g 大腹皮6g 生姜6g 藿梗6g 生苍术12g 姜半夏12g 川羌活4.5g

四诊

症状：肌热渐平，腻苔较化，微咳，脉虚缓。

处方：灵磁石45g（先煎）酸枣仁18g（打，先煎）白苏子（包）6g 藿梗6g 金黄附子15g（先煎）川桂枝6g 生苍术12g 云茯神12g 姜半夏12g 白杏仁9g 大腹皮6g 生姜6g 蜜炙麻黄4.5g

【赏析】

本案患者肌热起伏，汗出不解，腹满纳逊，苔白，脉浮弦，为外受邪侵，湿邪内盛，营卫不和，气机失化，而形成湿温病证。患病将近3周，正气在与邪气斗争的过程中有所耗损，以致湿邪难化，表邪难祛。祝氏认为温法不限于虚寒病证，凡虚证，皆可用温法调之。本案患者是正虚邪盛的情况，所以祝氏在治疗中首重温潜阳气，使阳气旺盛，得以秘藏，以助祛邪化湿，同时配合使用化湿行气之品。方中黄附子、灵磁石一温一潜，使阳气渐盛而不浮；麻黄、桂枝、葛根辛温发表，祛除表邪；大腹皮行气除满；苍术、半夏、生姜辛温燥湿；藿香芳香化湿；砂仁行气调中，和胃，醒脾，以助通利化湿；郁金行气化瘀，使得气行则血行，畅通湿邪壅阻之道，以利湿邪化解；茯神、酸枣仁养心安神，补益正气。诸药合用，疗效显著，患者由腹满较瘥到肌热稍减，寐稍安，再到肌热渐平，腻苔较化，说明病情好转，阳气渐复，表邪渐除，内湿渐化。

五诊

症状：肌热平，苔剥，微咳，溲黄，脉虚缓。

病理：表和，中阳衰惫，心力未复。

治法：再与建中法加味。

处方：灵磁石 30g（先煎） 酸枣仁 18g（打，先煎） 炒茅术 12g 金黄附子 15g（先煎） 川桂枝 6g 仙半夏 12g 云茯神 12g 炒白芍 6g 大腹皮 9g 炙苏子 6g（包） 生姜 6g

六诊

症状：咳呛瘥，胃纳亦醒，脉息虚缓，参伍不调。

病理：病去正虚，中阳未复，心气犹衰。

治法：再与建中法。

处方：灵磁石 30g（先煎） 黄厚附子 15g（先煎） 生西芪 6g 大腹皮 9g 生姜 6g 云茯神 15g 生白芍 9g 酸枣仁 24g（打，先煎） 炒茅术 15g 川桂枝 6g 姜半夏 12g 龙眼肉 10 枚 生谷芽 12g

七诊

症状：眠食俱安，胃纳略醒，脉息缓大。

病理：中阳渐复，心力仍衰。

治法：再与温养心脾。

处方：灵磁石 30g（先煎） 酸枣仁 18g（打，先煎） 炒茅术 15g 黄厚附子 15g（先煎） 巴戟天 18g 土炒当归 6g 云茯神 15g 生西芪 15g 姜半夏 12g 大腹皮 9g 生谷芽 12g 龙眼肉 10 枚 生姜 6g

八诊

症状：纳醒，寐安，苔白，脉虚缓。

治法：再与扶阳益气，兼培心脾。

处方：灵磁石 45g（先煎） 酸枣仁 18g（打，先煎） 巴戟天 18g 黄厚附子 15g（先煎） 炒茅术 15g 生西芪 15g 云茯神 15g 生鹿角 12g（打，先煎） 姜半夏 15g 制首乌 15g 大腹皮 12g 生谷芽 12g 生姜 6g

【赏析】

湿温易化热伤阴，值得注意的是，本案患者在五诊时有苔剥的表现，说明阴液已伤，但祝氏并未立刻加入麦冬、玉竹等滋阴之品，而是在肌热已平的情况下，去掉麻黄，治以温潜阳气，行气化湿，这种治疗方法体现了祝氏的重阳理论和本体疗法的学术思想。祝氏认为人体有自我调节，自我代偿，自我治疗的本疗能力，这都要依靠阳气的作用，若阳气不足，一味以药补阴，恐难奏效，反而会因运化不及酿成痰湿。应从阳中求阴，中阳得复，则阴液自足。患者在治疗后期表现为咳呛瘥，胃纳亦醒，脉息虚缓，叁伍不调，说明湿邪已化，气机调畅，但正气衰惫，中阳未复。故加入龙眼肉、当归、生鹿角、制首乌、巴戟天、生西芪，以益气补血，补肾壮阳，巩固治疗，达到逐步恢复人体正气的功效。

案4　湿邪内盛，神志昏愦案

瞿少灵，儿，西藏北路。

一诊　2月23日。

症状：神昏不语，角弓反张，苔白腻，肌热无汗，白痦始见，遗溲瞳散，脉息虚缓。

病理：湿温表未和而邪内陷，已入慢途矣，属恶候。

病名：湿温转入慢途。

治法：姑与潜阳镇惊，兼调营卫。

处方：灵磁石60g（先煎）　紫石英30g　远志3g　明天麻6g　川桂枝6g　姜半夏15g　朱茯神12g　川羌活6g　姜汁半茶匙　粉葛根6g　酸枣仁24g　黄附子15g（先煎）　石决明30g　玉枢丹0.9g

【赏析】

由本案可知，湿温之病，若正不胜邪，表邪不解，可致邪气内陷，湿热胶着，阻滞经络，上蒙清窍，出现神昏不语，角弓反张，肌热无汗，白痦始见的症状。苔白腻，是湿邪内盛的表现；遗溲瞳散，脉息虚缓提示阳气衰惫，邪气内陷。祝氏在治疗时重用磁石，多于上例儿童湿温病证中的用量。附子配磁石，不仅取其温潜之用，并且取其安神镇惊之效；加入紫石英、远志、明天麻、石决明镇心安神、潜阳息风；玉枢丹化痰开窍；姜半夏、姜汁温中燥湿；羌活祛湿通络；茯神、酸枣仁养心安神；桂枝、葛根解肌退热。诸药合用，标本兼顾，临床中湿温日久，或禀赋不足，或治疗不当，会导致出现神经系统症状。祝氏对于湿温病发展至此阶段的治疗思路与方法值得我们借鉴与学习！

疟 母

*顾姓老人 60 余岁，农民。勤于耕种，酷暑暴雨，经常感受，为时既久，寒热往来不清，头晕呕吐，胸中闷满，四肢无力，不思五谷，请医生诊治，认为暑湿相搏蕴于内，应用芳香化浊如青蒿白薇佩兰之属，服后毫无效果。另请医诊察，适热多寒少，热度较高，口渴欲饮，面红溲赤，时欲恶心。诊为瘅疟，用石膏知母甘草再加清暑之品。2 剂后，热不退，腹部左侧膨胀不软，胸中更闷，不欲食，善呕恶，日夜不安。于是又请医求治。改弦易辙，予以温中之品，药服 2 剂，腹中较舒，寒热往来如故。遂遍访名医多人，治皆不效。闻祝医之名，请其医治。祝诊曰："贵恙风寒之邪进入少阳，一剂小柴胡汤即可愈者，何惜而不用欤！只见高热而用白虎，以致腹部胀满，左侧硬而不软，即气血积聚，此即疟母，乃脾脏肿大，疟疾形成疟母，如不刈其根，则疟疾不愈。"乃用柴胡桂枝干姜汤、达原饮、人参鳖甲煎丸法复方图治，直入少阳以祛风寒湿邪，再益正软坚以刈疟母。处方：柴胡、桂枝、炒白芍各 9g，淡干姜 6g，制川朴、草果各 9g，姜半夏、附子（先煎）各 12g，生牡蛎 30g，制南星 6g，人参鳖甲煎丸（包煎）9g，陈皮 9g。服 3 剂，寒热时间已经缩短，左胁坚硬已经转软，腹胀渐松，再照前方加人参 9g。又服 3 剂，诸症已消，已能食，精神日加，面现红色。继续调治 1 个月以后，康复正常。

【赏析】

疟疾是严重危害人类健康的重大传染病之一，在古代医籍中的名称分类颇多，《内经》中记载有温疟、瘅疟、寒疟以及六经疟等。后世医家主要根据疟疾发病时症状上的差异，又把疟疾分为风疟、寒疟、暑疟、温疟、痰疟、食疟、瘴疟、疫疟、正疟、劳疟等。中医对疟疾的诊断，以寒热往来，定时发作为特征，多发生于夏秋之间，认为是风寒暑湿之邪侵袭人体，邪入少阳，难有出路。本案患者勤于耕种，酷暑暴雨，经常感受，为时既久，说明患者长期处于一个易感受风寒暑湿之邪的环境；寒热往来不清，是邪入少阳，正邪相争的表现；头晕呕吐，胸中闷满，是暑湿内盛，气机阻遏之象；四肢无力，不思五谷，是湿盛困脾，运化失常之征。祝氏认为初始应予小柴胡汤治疗，以和解少阳，和胃降逆，扶正祛邪，但本案患者经过芳香化浊之药和退热清暑之品治疗后，损伤正气，气血积聚而成疟母。此时当直入少阳以祛除风寒湿邪，再益正软坚以消除疟母，方用柴胡桂枝干姜汤、达原饮、人参鳖甲煎丸加减。方中柴胡疏肝理气；桂枝、白芍调和营卫；半夏、干姜温补脾阳；厚朴破戾气；草果除伏邪；附子、牡蛎可温潜阳气，振奋机体抗病力，且牡蛎可软坚散结，以助消除疟母；制南星燥湿化痰，消痞散结；陈皮温胃散寒，理气健脾；人参鳖甲煎丸，活血化瘀，软坚散结。诸药合用，邪去正复，痞块消散。祝氏治疗疟母的病案，提示我们治病应审证求因，抓住病机本质，切不可因某一症状突出，便妄下诊断和确立治疗方法，一旦误诊或漏诊，使病情拖延，将会更难治疗。

黄　疸

案 1　食湿中阻，寒邪外束案

邱先生，新闸路仁济里。

一诊

症状：初病头痛发热，继以呕吐，吐止复呃，肤黄，脘痛拒按，苔黑而干，不多饮，脉缓大。

病理：食湿中阻，寒邪外束，营卫不和，胃肠壅滞，三焦失化，湿邪郁蒸而成黄疸，伤寒太阴太阳合病疸症。

病名：黄疸。

治法：（原缺）

处方：水炙麻黄（后入）6g　旋覆花 9g　乌附子 15g（先煎）　川桂枝 6g（后入）　淡干姜 9g　柿蒂 7 个　姜半夏 24g　灵磁石 60g（先煎）　丁香 2g　带皮槟榔 12g　黄郁金 9g　藿梗 9g　代赭石 24g

二诊

症状：呃止黄退，肌热亦平，心悸，纳果，脉息虚缓。

病理：表和湿化，中阳伤而不复，脾失健运，心力亦衰。

治法：再与潜阳益脾。

处方：灵磁石 60g（先煎）　炒茅术 15g　北茵陈 12g　朱茯神 18g　仙半夏 12g　乌附子 15g（先煎）　酸枣仁 24g（打先煎）　大腹皮 12g　藿梗 9g　带皮砂仁 9g　生谷芽 12g　生姜 9g

三诊

症状：忽见厥热，心悸，白痦叠叠，脉息虚细。

病理：正虚邪恋，心力衰惫，卫阳不达。

治法：再与扶阳强心，兼调营卫。

处方：灵磁石 60g（先煎）　川桂枝 6g　乌附子 18g（先煎）　朱茯神 18g　蜜炙麻黄 4.5g　姜半夏 18g　酸枣仁 24g（打，先煎）　粉葛根 4.5g　炒茅术 15g　黄郁金 9g　藿梗 9g　大腹皮 12g　生姜 12g

（检血有回归热，打一针而热渐平）

四诊

症状：汗出，肌热渐平，心悸亦瘥，脉转缓。

病理：表气渐和，中阳较复。

治法：再与扶阳强心，佐以淡化。

处方：灵磁石 60g（先煎）　川桂枝 9g　朱茯神 18g　姜半夏 18g　酸枣仁 24g（打，先煎）　炒茅术 15g　大腹皮 12g　西砂壳 9g　生姜 12g　北茵陈 12g　黄附子 18g（先煎）　藿梗 9g　北柴胡 4.5g

五诊

症状：热平，纳醒，微咳，脉缓。

病理：表和，中阳渐复，肺气未肃。

治法：再与前法损益。

处方：灵磁石 45g（先煎）　姜半夏 18g　朱茯神 18g　炒茅术 15g　酸枣仁 24g（打，先煎）　北茵陈 15g　大腹皮 12g　川桂木 9g　生姜 12g　金黄附子 18g（先煎）　白杏仁 12g　白苏子 9g　西砂壳 9g

六诊

症状：咳呛，腰酸，纳呆，苔白，脉缓。

病理：中寒，肺气不肃，脾失健运。

治法：再与温中肃肺。

处方：灵磁石 45g（先煎）　姜半夏 24g　朱茯神 18g　炒茅术 15g　酸枣仁 24g（打，先煎）　金黄附子 24g（先煎）　毛狗脊 15g　白苏子 6g　带皮砂仁 9g　大腹皮 12g　蜜炙麻黄 4.5g　生紫菀 12g　白杏仁 9g　淡干姜 9g

七诊

症状：咳呛、腰酸稍瘥，苔化，纳醒，脉虚缓。

病理：中阳渐复。

治法：再与前法损益。

处方：灵磁石45g（先煎）　金黄附子24g（先煎）　酸枣仁24g（打，先煎）　毛狗脊15g　生谷芽15g　炒茅术15g　巴戟天24g　姜半夏18g　带皮砂仁9g　仙灵脾12g　川杜仲15g　淡干姜9g　大腹皮12g

【赏析】

黄疸是以身目黄染、小便发黄为主要表现的临床常见病证。黄疸的病因病机以湿热或寒湿困阻肝胆，致使疏泄失常为主，临床分型多样，有阳黄与阴黄之分。《金匮要略·黄疸病脉证并治》云："黄家所得，从湿得之。"湿邪为患是黄疸形成的关键。本案患者头痛发热，是表邪未解的表现；呕吐，吐止复呃是湿邪阻遏，气机上逆的表现；肤黄，是湿邪浸淫，郁蒸不泄所致；脘痛拒按，是中阳不宣，湿邪壅阻的表现；苔黑而干，不多饮，脉缓大，是湿困脾土，运化失常的证候。祝氏运用麻黄、桂枝发散表邪，附子、磁石温潜阳气，半夏、干姜宣中燥湿，槟榔、郁金、藿梗调理气机，柿蒂、丁香、旋覆花、代赭石降气止呕。二诊时患者肌热亦平，为表寒已去，故祝氏去掉麻黄桂枝，在前方基础上略作增减，治疗以温潜阳气，宣中燥湿，健脾和胃为主。三诊时患者发热反复，祝氏又加入麻黄、桂枝，用以发汗解表，散尽余邪，同时仍然强调温潜阳气，健脾益心，固护人体正气。四诊时患者汗出热渐平，再去掉麻黄，减轻发汗之力。麻黄的灵活加减运用，体现了辨证和辨病的统一，虽然邪气未除，但要结合疾病的特点调整用药，不可发汗太过，治疗过程中应以维护正气为原则。五诊、六诊时患者热平，纳醒，但出现咳呛、腰酸、纳呆的症状，是正气未复，中焦虚寒的症状，治疗以温阳醒脾，调理气机为主，在前方基础上加入杏仁、苏子、紫菀、蜜炙麻黄以降气止咳，略作增减以巩固治疗。祝氏在本案治疗过程中未针对回归热螺旋体病原体，而是分析病因病机，从而解表祛邪，温潜阳气，宣中化湿，强心健中，从整体入手调整机体阴阳平衡，并充分调动机体的抗病能力，体现了祝老的本体疗法的学术思想，可见祝老的本体疗法在临床中运用范围之广。我们应当仔细钻研，积极运用，将会在各种疾病的治疗中取得理想的疗效。

案 2   阳虚中寒，三焦失化案

胡童

一诊　1941 年 3 月 6 日。

症状：发热后，苔腻，纳呆，肤黄，脉缓。

病理：阳虚中寒，三焦失化。

病名：湿邪郁蒸发黄。

治法：当与温化。

处方：北茵陈 15g　黄郁金 9g　炒泽泻 12g　大腹皮 12g　乌附子 12g（先煎）川桂木 9g　带皮苓 18g　北柴胡 4.5g　生茅术 15g　藿梗 9g　姜半夏 15g　生姜 9g

二诊　3 月 11 日。

症状：纳少肤黄，脉息细而缓。

病理：中阳不足，心力亦衰。

治法：再与温渗。

处方：北茵陈 15g　淡干姜 6g　炒泽泻 15g　带皮砂仁 9g　安桂 4.5g（后入）　生白术 15g　北柴胡 4.5g　云茯神 15g　黄附子 15g（先煎）　赤苓 15g　黄郁金 9g　酸枣仁 24g

【赏析】

中医学认为黄疸是由外感湿热疫毒，内伤饮食、劳倦，或病后体虚续发造成。本案患者在发热后，出现肤黄表现，考虑是在病后由于中阳虚损导致湿邪凝聚，郁蒸肌表；苔腻、纳呆是湿邪停聚，中阳不化的表现；脉缓是湿邪困滞所致。因此，祝氏治疗上从温补中阳和化湿利水两方面入手。方用乌附子、川桂木、生姜温补中阳；茵陈、泽泻、带皮苓、大腹皮利水渗湿；姜半夏、生茅术宣中燥湿；藿梗醒脾理气，柴胡、郁金疏肝理气，共同疏理三焦气机。二诊时患者纳少肤黄，脉细而缓，说明湿邪未化，心力渐衰，继续温中渗湿，加入茯神、酸枣仁以养心安神。湿邪为患，缠绵难愈，故在治疗湿邪致病的疾病过程中，应时时关注和顾

护正气，温中健脾的同时要注意及时补充益心扶正之品。

案3　湿邪遏阻，心肾亦衰案

王先生，金神父路。

一诊　1月15日。

症状：面色黑暗，目皆黄，苔腻溲迟，脉息虚细。

病理：湿邪遏阻，三焦失化，心肾亦衰。

病名：黄疸。

治法：与扶阳益肾，兼理三焦。

处方：黄附子18g（先煎）　北茵陈15g　川桂枝9g　漂苍术15g　带皮苓18g
仙灵脾16g　北柴胡4.5g　黄郁金9g　大腹皮16g　淡干姜6g

【赏析】

黄疸分为阳黄和阴黄，色鲜明为阳黄，色晦暗为阴黄。本案患者面色黑暗，目皆黄，属阴黄，为湿邪阻滞、肝胆疏泄失常导致；苔腻溲迟，是湿邪停聚的表现；脉息虚细是阳气虚损的证候。故祝氏治以温阳益肾，化湿理气为主。方选附子、川桂枝温补阳气；仙灵脾补肾壮阳；茵陈、带皮苓、大腹皮利水渗湿；淡干姜、漂苍术燥湿运脾；柴胡、郁金疏肝理气，调理三焦。本案告诉我们，治疗黄疸之时，应分清阳黄与阴黄，区别诊治，但无论是阳黄还是阴黄，湿邪都易耗损阳气，治疗时要注重维护人体阳气，积极运用温补之法。

黑 疸

　　*陈君，男，三十余岁，体质尚称健康，勤于工作，日以继夜。在一次强力劳动之后，全身衰弱无力，初以为系暂时疲劳，怎奈小息之后，疲劳不减，继而关节及肌肉作湿痹样疼痛，头晕耳鸣，失眠心悸等症随之而来，不久肠胃症状出现，胃痛呃逆，呕吐泛恶，食欲不振，便秘腹泻交替发作，身体日渐羸瘦，体重减轻不少。叠请名医诊治，有谓系风湿性关节炎所引起，用祛风通络之药。有曰头晕耳鸣，乃肾阴不足之微，养阴平肝，亦不见效。以后颜面、颈背、腋下皮肤逐渐变色，状如紫铜，询问医生所答复之病由，皆不能使患者满意。经友人介绍请祝医诊治，祝即按照四诊为之诊断曰："君所患之病，系少见之疾患，名为甲状腺减少病，简称甲减，即西医所称阿狄森病，中医谓为黑疸劳疾。前期之疲劳，关节湿痹作痛，头晕、呕吐、胃痛等，实即甲减前驱症状，中医历来谓黑色乃肾水之色，肾脏之色外见，肾藏阴阳不足，乃显而易见，病因已明，何难设法，应循序按先后治疗，先健脾阴以和胃脏。"处方：黄厚附子（先煎）14g，炒党参 16g，炒白术 12g，淡干姜 6g，姜半夏 12g，陈皮 6g，活磁石（先煎）30g，川芎 9g，丹参 14g，白蔻壳 9g，大腹皮 12g，陈枳壳 9g，炒六曲 12g。

　　服药 3 帖，胃肠症状大减，纳谷渐馨，病人转忧为喜曰："吾之恙似有好转。"祝曰："能听我言，当可全瘳，今脾胃之症，逐渐消失，而色素沉着依然未动，为今之计，应大补阴阳，以治病之本。"处方：黄厚附子（先煎）16g，大熟地 16g，肉桂 4g，炒党参 14g，补骨脂 12g，山萸肉 12g，巴戟天 12g，仙灵脾 12g，仙茅 12g，怀山药 12g，活磁石 30g（先煎），当归 12g，炒白术 12g，枸杞子 12g，大枣 10g。先后共服药 10 帖，精神大振，颜面、颈部背脊、腋下等处之黑色逐渐消失。形不足者，补之以气，精不足者，补之以味，乃于原方加鹿角胶 12g。连服 6 帖，色素沉着已大半，眠食俱佳。后用全鹿丸（全鹿、牛膝、党参、肉苁蓉、杜仲、沉香、当归、地黄、黄芪、锁阳、枸杞子等），每日 12g，分两次服，1 个月后，黑色全消，健康如常人。

【赏析】

阿狄森病又称为慢性肾上腺皮质功能减退症，临床表现可见肌无力、易疲劳、恶心、呕吐、低血糖、体重减轻、皮肤黏膜色素沉着等。张仲景《金匮要略》中有关于"黑疸"的记载，述之"面赤目黑""额上黑"，与本病症状有相似之处，故多数学者将阿狄森病归入"黑疸"范畴。中医学认为黑疸可由先天不足、邪气久羁、烦劳过度、大病之后引起，病机主要是肾阳虚衰，瘀血内阻。本案患者在过劳后出现全身衰弱无力、疲劳不减，是肾阳不足的表现；关节及肌肉作湿痹样疼痛是阳虚寒凝，血脉凝涩所致；头晕耳鸣、失眠心悸是肾阴亏虚，水火不济的证候；胃痛呃逆、呕吐泛恶、食欲不振、便秘腹泻交替发作，是中阳虚衰，运化失常的表现；身体日渐羸瘦、体重减轻是脾失运化，气血不足的表现；颜面、颈背、腋下皮肤逐渐变色，状如紫铜，一方面是脾肾阳虚，气血瘀阻的表现，另一方面是肾虚本色外显之症。祝氏运用附子温补肾阳，配合磁石潜降肾阳；党参、炒白术健脾益气；淡干姜、姜半夏温中燥湿；陈皮、白蔻壳、大腹皮、枳壳理气宽中；炒六曲健脾和胃；川芎、丹参活血通络。诸药合用，共奏温补脾肾，活血化瘀的功效。待患者胃肠症状明显缓解，表明脾阳渐复；色素沉着依然未动，说明肾阳未复。祝氏酌情加入肉桂、补骨脂、巴戟天、仙灵脾、仙茅以壮肾阳；山药、山萸肉、枸杞子滋补肾阴，于阴中求阳，使阳得阴助而生化无穷。待精神大振后，又加入鹿角胶以温补肝肾，益精养血。由于黑疸病程较长，用药疗程长，在症状得到缓解后，祝老改汤剂为丸剂，用全鹿丸温肾壮阳，滋补气血，使阳气渐复，气血充足，病情自可好转。

自汗亡阳

李某

一诊

症状：自汗形寒，苔腻作呕，月事再至，脉虚细。

病理：阳亡于外，气虚失统，心肾不足。

病名：自汗亡阳。

治法：当与温潜淡化。

处方：灵磁石 60g（先煎） 酸枣仁 24g（打，先煎） 淡干姜 9g 紫石英 45g（先煎） 姜半夏 24g 黄附子 24g（先煎） 朱茯神 18g 炒茅术 15g 仙灵脾 12g 黄郁金 9g

二诊

症状：自汗止，肢温，苔白，咳呛体痛，脉息虚缓。

病理：阳虚中寒，湿邪遏阻，经络壅滞。

治法：再与扶阳强心，通络化湿。

处方：灵磁石 60g（先煎） 川羌活 9g 紫石英 45g（先煎） 酸枣仁 30g（打，先煎） 川桂枝 12g 朱茯神 18g 炒茅术 15g 石楠藤 15g 淡干姜 9g 姜半夏 15g 川独活 9g 生薏仁 24g 仙灵脾 12g

三诊

症状：体痛较瘥，咳减，腹痛下利，脉息转缓。

病理：表和中寒，湿盛，心力不足。

治法：再与前法损益。

处方：灵磁石 45g（先煎） 川桂枝 12g 川羌活 9g 淡干姜 9g 宣木瓜 15g 漂苍术 15g 姜半夏 24g 朱茯神 18g 炒薏仁 18g 酸枣仁 30g（打，先煎） 仙

灵脾 12g　大腹皮 12g　石楠藤 15g

【赏析】

亡阳是由于各种原因导致的机体突然阳气亡失，阴阳二气不相顺接的一种病理状态，是疾病过程中出现的危重阶段，无论由何种原因引起，当以回阳救急为先。本案患者自汗形寒，是阳气亡失，津液失于固摄，机体失于温煦的表现；苔腻作呕，是机体阳虚，导致湿邪不化，气机阻遏的表现；月事再至，是阳气亡失，经血不固的表现；脉虚细，是阳气虚衰的表现。治疗当温补阳气，潜降虚阳，淡化湿邪，调畅气机。祝老运用附子、磁石温潜阳气；仙灵脾温壮肾阳；炒茅术、淡干姜、姜半夏温中燥湿；郁金调理气机；酸枣仁、茯神宁心安神；紫石英温肾暖宫。二诊时，患者自汗止，肢温，说明阳气渐复；咳呛体痛表明阳气仍虚，湿邪阻络，气机不畅；脉虚缓，提示阳气虚弱，湿邪阻遏。治疗仍以温潜阳气为主，配合祛湿通络之法，在一诊的基础上加入石楠藤、羌活、独活、生薏仁等祛湿之品。经治疗后体痛、咳嗽得到缓解，腹痛下利，说明治疗得当，但中焦仍虚寒，湿邪未化尽，遂在二诊方的基础上略作增减，巩固治疗。本案患者出现亡阳自汗之症，祝老未用止汗之药，而是抓住阳气虚衰，湿邪不化的病机本质，依据补其不足、损其有余，通过温潜阳气、化湿通络，调整了机体严重的阴阳失衡，体现了祝老提倡的本体疗法与通利疗法。

四诊

症状：腹痛下利稍瘥，体酸下肢清冷，脉息沉缓。

病理：中焦寒湿尚盛，阳失健运。

治法：再与辛温淡化。

处方：灵磁石 45g（先煎）　乌附子 24g（先煎）　川桂枝 9g　陈艾叶 9g　广木香 4.5g　漂苍术 15g　朱茯神 15g　酸枣仁 30g（打，先煎）　淡干姜 9g　石楠藤 12g　姜半夏 15g　炒薏仁 18g　仙灵脾 12g　大腹皮 12g

五诊

症状：体倦，耳鸣，头晕，痰多，苔腻，纳呆，脉细缓。

病理：病去正虚，中湿尚盛。

治法：再与温潜淡化。

处方：灵磁石 30g（先煎）　乌附子 24g（先煎）　酸枣仁 18g（打，先煎）　炒川椒 9g（开口去目）　带皮砂仁 9g　漂苍术 15g　淡干姜 12g　姜半夏 24g　酒连 18g　云茯神 18g　带皮槟榔 15g　上安桂 3g（后入）　藿梗 9g

六诊

症状：耳鸣痰多，泛恶，苔白，脉沉细。

病理：中寒，脾阳未化。

治法：再与前法损益。

处方：灵磁石 60g（先煎）　乌附子 24g（先煎）　云茯神 18g　带皮砂仁 9g　官桂 6g（后入）　姜半夏 24g　酸枣仁 24g（打，先煎）　淡干姜 9g　芜荑 9g　漂苍术 15g　胡黄连 18g　另服使君子 30g（炒）

【赏析】

湿邪有易损阳气，重浊黏滞的致病特点，且本案患者本已阳衰，所以病程较长，迁延难愈。四诊以后患者出现体酸下肢清冷、耳鸣、体倦、头晕、痰多的症状，均提示阳虚湿盛的病机特点，应坚持温阳化湿的治疗方法。后期用药中祝老加入了川椒、槟榔、使君子、芜荑，有杀虫之意，旨在清除脾胃之虫，顾护脾胃，使脾胃功能恢复正常，加强机体自身化湿之力。

结　胸

张先生，外滩。

一诊　2月23日。

症状：胸痞，纳呆，下利，脉细紧。

病理：中阳不足，寒邪阻遏。

病名：结胸。

治法：当与泻心汤法。

处方：姜半夏 18g　川桂皮 9g　粉葛根 9g　酒连 2.4g　瓜蒌壳 12g　生姜 12g　淡干姜 6g　黄附子 18g（先煎）

【赏析】

结胸证见于《伤寒论》，根据邪气寒热的不同可分为寒实结胸和热实结胸。热实结胸又可分为"水热互结"的大结胸证和"痰热互结"的小结胸证。小结胸证表现为"正在心下，按之则痛，脉浮滑"。本案患者胸痞，纳呆，下利，说明中焦健运失职，气机阻滞，清气下陷；脉细紧，表明阳气虚衰，寒邪阻滞。根据其临床表现及病因病机，祝氏认为本案乃中阳不足，寒邪阻遏所致，故治疗上运用小陷胸汤宽胸开结；加入桂皮、附子以温壮阳气；葛根升阳止泻；生姜配干姜温散水气。本案用药的特点是寒温并用，辛开苦降，扶正祛邪并行，针对寒热错杂之证确有疗效。

风湿历节兼气郁

罗女士，道德里。

一诊　3月15日。

症状：关节肿痛，潮热自汗，胸肋痞痛、呕血，食后泛恶，脉息虚缓。

病理：气郁经阻，风邪外干，关节壅滞，胃络破损。

病名：风湿历节兼气郁。

治法：当与辛温淡化，佐以苦降。

处方：旋覆花9g（包）　黄郁金9g　代赭石30g　生牡蛎30g（先煎）　姜半夏24g　生三七6g（磨冲）　川桂枝9g　生白芍15g　酒大黄3g（泡冲）　炮姜炭9g　生薏仁18g　桑寄生15g　制香附9g

【赏析】

历节病是痹证中的一个独特类型，主要表现为遍历关节疼痛，不可屈伸，甚至肿胀变形，辨证施治有风湿历节与寒湿历节之分。本案患者关节肿痛，潮热自汗，是风湿阻络，郁化热毒，伤精耗气的表现；胸肋痞痛、呕血是肝气郁结，横逆犯胃，胃络受损的表现；食后泛恶，是气郁湿阻，气机上逆的表现；脉息虚缓是气虚湿遏的表现。综合以上病机分析，祝氏治以祛风除湿兼顾行气解郁之法，方以旋覆代赭石汤化裁，方中旋覆花、代赭石、姜半夏温中补虚，降逆止呕；加入郁金、香附行气解郁；酒大黄活血通络；炮姜炭温经止血；三七止血止痛；生牡蛎软坚散结；生薏仁健脾祛湿；桑寄生祛风除湿；桂枝、白芍调和营卫。诸药合用，标本兼顾。

肺 风

张童

一诊 1941 年 2 月 24 日。

症状：肌热旬余未解，咳呛不爽，胸胁引痛，苔腻，脉虚缓。

病理：寒邪外干，肺气壅遏，营卫失其调节。

病名：肺风。

治法：当与温潜辛开。

处方：蜜炙麻黄 6g 白杏仁 12g 仙半夏 12g 云茯神 15g 生姜 9g 白苏子 9g 白芥子 6g 黄附子 15g（先煎） 灵磁石 45g（先煎） 生紫菀 12g 黄郁金 9g 酸枣仁 18g 制川朴 4.5g

二诊 2 月 28 日。

症状：肌热渐平，咳呛痰多气促，苔白腻，脉虚细。

病理：表和，肺气未肃，中阳不足。

治法：再与温中肃肺。

处方：灵磁石 30g（先煎） 蒸百部 9g 酸枣仁 24g 炒茅术 15g 云茯神 18g 姜半夏 15g 白苏子 9g 淡干姜 6g 蜜炙麻黄 4.5g 黄附子 15g（先煎） 白杏仁 12g 远志 4.5g

三诊 3 月 3 日。

症状：肌热平，咳呛气逆，苔白，脉虚细。

病理：表和，心肾不足，肺气未肃。

治法：再与前法损益。

处方：磁石 30g（先煎） 茯神 15g 炒茅术 15g 炙苏子 9g 炙紫菀 12g 黄附子 18g（先煎） 酸枣仁 30g 姜半夏 12g 蒸百部 9g 淡干姜 6g 炙远志 4.5g

黑锡丹 12g（先煎）

【赏析】

肺风是由于外感风邪，卫弱营不和，风舍于肺而致。《素问·风论》曰："肺风之状，多汗恶风，色拼然白，时咳短气，昼日则差，暮则甚。"本案患者出现肌热旬余未解，是外感风邪，正邪相争的表现；咳呛不爽，胸胁引痛，是肺失宣降，气机不畅的表现；苔腻，脉虚缓是阳气虚弱，痰湿阻遏的表现。祝氏认为其病机为寒邪外干，肺气壅遏，治用温潜辛开之法。方用附子、磁石温潜阳气；茯神、酸枣仁养心安神；麻黄、生姜发汗解表、祛风散寒；杏仁苦降肺气、祛痰止咳；半夏、白苏子、白芥子、紫菀化痰止咳；郁金、川朴宽中理气，调理气机。二三诊时，肌热渐平，说明风邪已祛，故去掉麻黄，减轻发汗之力，以防伤阳，治以温中肃肺，潜降阳气为主。祝氏在治疗肺风之时，并不仅仅采用解表发汗之法，祛除外淫之邪的同时，考虑到邪之所凑，其气必虚，通过温潜阳气、养心安神以鼓舞正气，提高机体自身抗病力。祝氏对于肺风的治疗表明，在临床上治疗六淫致病的疾病时，若出现卫气不足的表现，应积极运用本体疗法，鼓舞人体阳气，一方面祛除外邪，另一方面扶正强身，使邪去正复，药到病除。

肺 痿

案 1 肺肾两虚，心脾不足案

沈先生，戈登路。

一诊

症状：咳呛不已，潮热痰多，舌苔厚腻，纳呆食少，脉来虚细。

病理：肺肾两虚，心脾不足，痰饮中聚，肺叶虚痿。

病名：肺痿。

治法：当与温养三阴，兼肃肺气。

处方：炙苏子 6g（包）蒸百部 9g　炙紫菀 12g　云茯神 18g　酸枣仁 24g（打，先煎）仙半夏 15g　炒茅术 15g　菟丝饼 15g　补骨脂 15g　生谷芽 15g　淡干姜 6g　橘饼半枚

二诊

症状：潮热已减，舌苔渐化，胃纳略醒，脉仍虚细。

治法：仍宗前意，兼调营卫。

处方：炙苏子 6g（包）蒸百部 9g　炙紫菀 12g　云茯神 18g　酸枣仁 24g（打，先煎）姜半夏 15g　炒茅术 15g　菟丝饼 15g　灵磁石 30g（先煎）　白芍 9g（桂枝 3g 同炒）黄附子 12g（先煎）淡干姜 6g

三诊

症状：肌热已平，仍有咳呛，痰多。腻苔未退，脉息虚缓。

病理：营卫已调，脾肾仍衰之象。

治法：再以前法损益。

处方：灵磁石 45g（先煎）黑锡丹 12g（包，先煎）酸枣仁 24g（打，先煎）炙苏子 9g　黄附子 15g（先煎）云茯神 18g　巴戟天 24g　姜半夏 15g　仙灵脾 12g

炒茅术 15g　蒸百部 9g　炙紫菀 12g　淡干姜 6g

四诊

症状：痰嗽减，胃纳渐增，乏力，脉虚缓。

病理：中气不足，脾肾尚衰。

治法：再与扶阳益脾，兼培心肾。

处方：灵磁石 45g（先煎）　黄附子 21g（先煎）　川杜仲 15g（酒炒）　姜半夏 15g　酸枣仁 24g（打，先煎）　炒茅术 15g　补骨脂 18g　炙苏子 9g　蒸百部 9g　淡干姜 9g　云茯神 18g　仙灵脾 12g　巴戟天 18g　生谷芽 15g

【赏析】

肺痿是指肺叶痿弱不用，为肺脏的慢性虚损性疾患，临床以咳吐浊唾涎沫为主症。本病病因多样，可由外感六淫、饮食不节、劳欲过度、情志内伤、过服温燥药物、久病伤肺等原因引起，无论外感或内伤，久则伤肺，肺失濡养而致肺叶痿弱不用，终成肺痿。王焘在《外台秘要》中说："肺气衰便成气嗽，此嗽不早疗，遂成肺痿。"本案患者咳呛不已，所以正是久病伤肺所致肺痿。患者潮热痰多，是痰湿壅盛，郁久化热的表现；纳呆食少，是中阳不足，痰湿阻遏所致；舌苔厚腻，脉虚细，是心肾两虚，痰湿壅盛的表现。综上分析，祝氏认为本病为虚寒肺痿，病机关键在于肺金清冷干燥，总以肺气虚冷为本，痰湿壅阻为标。故治用温养三阴，兼肃肺气之法。方用苏子、百部、紫菀止咳化痰；茯神、酸枣仁养心安神；半夏、茅术、干姜宣中燥湿；菟丝子、补骨脂补肾壮阳；谷芽、橘饼健脾和胃。二诊时患者潮热减，舌苔渐化，胃纳略醒，说明治疗有效，痰湿渐去。脉仍虚细，表明阳气仍虚，治疗应着重温补阳气。所以加入附子、磁石温潜阳气，白芍、桂枝调和营卫。三诊时肌热已平，说明营卫调和；仍有咳呛，是肾阳虚，无力纳气的表现；痰多，腻苔未退，是痰湿未化的表现。所以在前方基础上加入黑锡丹温壮下元，镇纳浮阳。虚寒肺痿的治疗中本应慎用温燥之药，易损伤肺津，加重病情，祝氏运用附子谨慎细心，表现在用量控制得当，首诊之时肺津不布，未用附子，以防其温热之性损伤津液，扶阳不及反而加重肺痿；二诊之时痰湿渐化，阳气虚衰，加入 12g 的附子，鼓舞阳气，加强运化痰湿之力，使气机通畅，津布肺脏，随着进一步痰湿渐化，阳气渐复，再逐步增至 15g、21g 的用量，步步为营，以充分利用附子温阳扶正，又不至于造成肺津枯耗。祝氏重视阳气，用药大胆细心，诊疗思维着实是周全缜密！

案2　肝肾不足，肺痿喉痹案

郭先生，戈登路。

症状：咳呛咽痛，音喑，脉虚细。

病名：肺痿。

病理：肝肾不足，肺痿喉痹。

治法：当与温调。

处方：炙紫菀12g　炙苏子9g　蒸百部9g　橘饼一枚　玉蝴蝶12g　仙半夏15g　菟丝饼18g　炒白术15g　淡干姜6g　朱茯神15g

【赏析】

本案患者咳呛咽痛、音喑，为肺阴亏虚，虚火上扰所致；脉虚细为肝肾不足，气阴两虚的表现。祝氏根据病机，采用温调之法，用菟丝饼补益肝肾；紫菀、苏子、百部、橘饼止咳平喘、降气化痰；玉蝴蝶清肺利咽；干姜温肺化饮；半夏、白术、茯神健脾补气、化痰安神，终奏全效。祝氏用方，宗于仲景之法，以温润之品，益气养阴。

肺 闭

沈太太

一诊　1月9日。

症状：气急痰鸣，神衰，苔白腻，脉息弦芤二指一代，溲秘。

病理：素秉阳虚中湿，寒邪外束，肺气窒遏，心力衰惫，循环已生障碍。

病名：肺闭。

治法：与强心扶阳兼肃肺气。

处方：黄附子30g（先煎）　生紫菀12g　制川朴4.5g　酸枣仁30g（先煎）　朱茯神18g　蜜炙麻黄4.5g　远志4.5g　姜半夏18g　姜汁一茶匙（冲服）

先煎二味　煎40分钟后再入他药同煎30分钟后，取分四次温服，每次间隔二三小时。

【赏析】

中医大家郭士魁有云："肺闭为肺炎的严重证候。"临床以高热、剧咳、喘憋或颜面苍白，口舌发绀为主症。其病因多为感受外邪，肺络不通，肺气受邪所阻，使清气不能上升浊气不能下降，而成喘急，咳逆上气之症。本案患者气急痰鸣，苔白腻为痰浊内阻、肺失宣降的表现；溲秘为肺失肃降、大肠传导不行；神衰、脉代，乃心阳衰竭、不主血脉之征。祝氏断为阳虚中湿，肺气窒遏，心力衰惫之证，采用强心扶阳，清肃肺气之法。方中重用附子温补心肾，回阳救逆；川朴、紫菀、麻黄宣肺止咳，理气平喘；半夏、生姜燥湿化痰；茯神、酸枣仁、远志养心安神。全方共奏强心安神、化痰平喘之效。

肺 损

案1 肺损兼新感案

叶先生

一诊 1941年9月12日。

症状：咳呛不爽，肌热微有起伏，苔白，脉浮弦。

病理：风邪外干，卫气不和，肺失清肃。

病名：肺损兼新感。

治法：潜阳和营，兼肃肺气。

处方：炙苏子9g　川桂枝6g　生紫菀12g　蒸百部9g　牡蛎45g　茯神15g　黑锡丹4.5g（先煎）　生白芍9g　仙半夏15g　生三七4.5g

二诊 9月14日。

症状：肌热平，咳呛略减，便秘，苔白，脉转沉细而略数。

病理：表邪解，肺气未肃，腑气不行。

治法：再与潜阳肃肺，兼和大肠。

处方：上方去桂枝、白芍，加杏仁12g、枣仁24g、麦芽15g、生白术15g、橘饼一枚，蜜和芝麻油和匀开水冲服。

三诊 9月17日。

症状：咳呛爽，大便已行，流畅，苔白，脉息沉细而略数。

治法：再与潜阳肃肺。

处方：上方去杏仁、麦芽、白术、蜜和麻油，加炒苍术15g、炮姜炭6g、沙苑子15g。

四诊 9月20日。

症状：咳减，二便已顺，白苔渐化，脉息细而略缓。

处方：灵磁石 45g（先煎）　酸枣仁 24g　生牡蛎 30g（先煎）　炙苏子 9g　炙紫菀 12g　蒸百部 9g　生白术 15g　仙半夏 15g　云茯神 15g　仙灵脾 9g　淡干姜 4.5g　生三七 4.5g　黑锡丹 6g（先煎）

按：咳减，白苔渐化，脉细缓，为邪气渐去，正气亏虚之象，此时当扶助正气，防邪复起。

五诊　9 月 25 日。

症状：眠食俱安，二便亦调，咳减苔化，脉息沉细略缓。

治法：再予潜阳摄肾，兼肃肺气。

处方：上方去仙灵脾、三七，白术改为茅术，加覆盆子 12g、炙款冬 6g。

【赏析】

《难经·十四难》论述了"五损"的症状，上损及下、下损及上的病势传变，并提出治疗大法，如"损其肺者益其气，损其心者调其荣卫，损其脾者调其饮食，适其寒温，损其肝者缓其中，损其肾者益其精"。肺损，属五脏虚劳之一，以肺脏劳损为主，肺气虚损，卫外不固，易被邪侵，形成肺虚外感之证。本案患者本虚，复感风邪，导致卫气不和，肺失清肃，遂见咳呛不爽，肌热微有起伏，苔白，脉浮弦之症。祝氏根据病机，采用潜阳和营，兼肃肺气之法。方中桂枝配芍药调和营卫；苏子、紫菀、百部肃降肺气，润肺止咳；半夏燥湿化痰；生三七活血化瘀；牡蛎、黑锡丹纳肾平喘，潜阳入阴。二诊时，患者肌热平，为表邪已解；咳呛略减，仍便秘为肺气未全肃，大肠仍传导不行。故去桂枝、白芍，加杏仁、橘饼、蜜和芝麻油、麦芽、生白术降肺止咳，健脾润肠。三四诊，患者咳减，白苔渐化，脉渐细缓，为邪气渐去，正气亏虚之象，祝氏据其病机，潜阳摄肾，兼肃肺气，上方加入沙苑子、仙灵脾，补肾助阳，纳气平喘。肺损常兼有脾肾不足，先后天精气亏虚。祝氏治肺损，既重补肺，亦重补养脾肾。

案 2　肺损咯血案

黄先生，小东门。

一诊　1 月 24 日。

症状：咯血，一再发作，寐少遗泄，脉息虚而微数。

病理：肺损，下虚精关不固。

病名：肺损。

治法：当与温固三焦，兼肃肺气。

处方：蒸百部 9g　酸枣仁 24g　沙苑 18g　苏子 9g　菟丝饼 18g　炒姜炭 6g　生牡蛎 30g　补骨脂 18g　生龙骨 30g（先煎）　灵磁石 45g（先煎）　朱茯神 15g　怀山药 15g　生三七（磨冲）

【赏析】

本案患者症见咯血，寐少遗泄，脉虚微数。肺病及肾，肺肾阴虚，迫血妄行，则见咳血；肾阴亏虚，相火妄动，精关不固，则见寐少遗泄；脉虚微数亦为阴虚有热之典型表现。祝氏据其病机，治以温固三焦兼肃肺气之法。方中百部、苏子、生三七降肺止血；生龙牡、磁石潜阳入阴；酸枣仁、朱茯神宁心安神；沙苑、菟丝子、补骨脂、怀山药、炒姜炭滋肾固精。全方共奏补肾降气，养心安神之效。

案 3　肺损心脾衰脱案

庄先生，徐家汇。

一诊　1 月 25 日。

症状：咳血，上气、下利，肢浮，脉绝。

病理：肺损有日，心脾衰脱。

病名：肺损。

治法：姑以人参四逆加味以救脱亡。

处方：太子参 9g　朱茯神 18g　黄附子 30g（先煎）　酸枣仁 30g　炮姜炭 6g

【赏析】

本案患者肺损日久，伤及中阳，心脾阳脱，则见咳血、上气、下利；肢浮、脉绝为肾阳衰脱之象。《伤寒论》第 389 条有言："既吐且利，小便复利，而大汗出，下利清谷，内寒外热，脉微欲绝者，四逆汤主之。"祝氏据证治以温阳固脱之法。方中附子、炮姜温补心、脾、肾三脏之阳；太子参、朱茯神、酸枣仁益气养阴、宁心安神。

咳 喘

案 1 咳呛案

范小君

一诊

症状：肌热起伏，咳呛苔白，溲涩长，脉虚。

病理：中气虚寒，卫气不达，表邪留恋。

病名：咳呛。

治法：当与温中达表。

处方：黄厚附 15g（先煎）活磁石 45g（先煎）陈皮 6g 生龙齿 30g（先煎）酸枣仁 18g 炙细辛 1.2g 川桂枝 4.5g 水炙麻黄 6g 淡干姜 4.5g 仙半夏 12g 生白术 12g

二诊

症状：表气较和，咳呛略爽，脉仍虚数。

治法：再与前法损益。

处方：生龙齿 30g（先煎） 活磁石 45g（先煎） 黄厚附 15g（先煎） 酸枣仁 15g 朱茯神 12g 川桂枝 6g 蜜炙麻黄 3g 白杏仁 9g 炙细辛 1.5g 淡干姜 4.5g

三诊

症状：咳呛减，脉息虚数。

病理：表当未和，营气不足。

治法：再与温中达表。

处方：生龙齿 30g（先煎） 活磁石 90g（先煎） 黄厚附 15g（先煎） 酸枣仁 12g 朱茯神 12g 白杏仁 9g 川桂枝 9g 北柴胡 4.5g 仙半夏 12g 白芥子

6g　陈皮 6g　生姜 9g　蜜炙麻黄 3g

四诊

症状：脉息虚略缓。

病理：肌热渐平。

治法：再与前法损益。

处方：生龙齿 30g（先煎）　活磁石 30g（先煎）　朱茯神 15g（先煎）　酸枣仁 18g　仙半夏 12g　蜜炙麻黄 1.5g　川桂枝 4.5g　白杏仁 9g　白芥子 6g　黄厚附 15g（先煎）　陈枳壳 6g　陈皮 9g　生姜 9g

五诊

症状：表气和，肌热平，脉息虚缓。

病理：正虚中湿。

治法：再与温调。

处方：生龙齿 30g（先煎）　活磁石 30g（先煎）　朱茯神 12g　酸枣仁 18g　炒苍术 12g　仙半夏 12g　白芥子 6g　川桂枝 4.5g　生白芍 9g　生姜 9g　炙百部 6g　黄厚附 15g（先煎）　陈皮 6g

六诊

处方：白芍加重 3g，因汗之故。

七诊

处方：生姜改为干姜。

按：表邪已去，故易生姜，而用干姜，则又有温肺化饮之功。

八诊

症状：脉息转缓，咳呛未已。

治法：再与温中开肺。

处方：黄厚附 15g（先煎）　炒白术 12g　酸枣仁 18g　朱茯神 12g　蜜炙麻黄 2.4g　淡干姜 6g　炙细辛 3g　北五味 2.4g　生谷芽 12g　炙苏子 6g　陈皮 6g　活磁石 30g（先煎）

按：咳呛未已，脉息转缓，为寒饮伏肺之象，再予小青龙汤。

九诊

处方：去麻黄 0.6g，加生首乌、生谷芽各 12g。

【赏析】

咳呛，咳甚而有气急呛咽之意。《素问·咳论》指出咳嗽系由"皮毛先受邪气，邪气以从其合也"，"五脏六腑皆令人咳，非独肺也"，说明不仅外邪犯肺可以致咳，其他脏腑受邪，功能失调而影响于肺者，亦可致咳，咳嗽不限于肺，也不离于肺。祝氏治咳呛便是深悉此道，既重治肺，又兼顾其他脏腑的调理。本案患者肌热起伏，呛咳苔白，为外感风寒，肺失宣降之象；脉虚，溲涩长，为中气虚寒之征。祝氏根据其病机，治用温阳达表之法。方用小青龙汤解表散寒，宣肺止咳，去白芍、五味子，避免收涩太过，关门留寇；加黄附子配伍磁石、龙齿等重镇潜下，温中助阳；陈皮、白术健脾化痰。二诊时，表气较和，故麻黄用量减半，并以蜜炙，既制麻黄辛散之性，又兼能甘缓补中；加朱茯神增加宁心安神之效。三诊时，表当未和，肌热起伏，脉虚数，故加柴胡和解退热，重用磁石伍附子温肾强阳，扶助正气；杏仁、半夏、白芥子降气化痰，通利气道。肺肾同治，则对气逆呛咳疗效倍显。四诊时，肌热平，故去柴胡，减麻黄量，并加陈枳壳宽胸理气而助止咳。五诊时，患者表邪渐解，肌热平，故去麻黄，加白芍，但仍脉息虚缓，提示正虚中湿，故加茅术、百部健脾化痰，加白芍与桂枝相配以调和营卫。六诊，患者汗多，加重白芍敛营止汗。七诊，表邪已去，易生姜为干姜，有温肺化饮之功。八诊，咳呛未已，脉息转缓，为寒饮伏肺之象，祝氏根据其病机，再予小青龙汤加减，终奏全效。

案 2　咳嗽案

苏先生

一诊

症状：头晕痰嗽，恶寒，脉浮。

病理：中寒痰盛，寒邪外干。

病名：咳嗽。

治法：治以温解。

处方：白苏子9g　姜半夏15g　白杏仁9g　炙细辛1.5g　川桂枝6g　制川朴3g　带皮苓24g　橘红6g　生姜9g

二诊

症状：咳嗽瘥。

病理：表邪解，宿痰尤盛。

治法：再与温化。

处方：白芥子9g　炒白术12g　姜半夏15g　陈枳壳9g　云茯苓18g　远志3g　橘红6g　川楝子4.5g　生姜9g

【赏析】

咳嗽有外感和内伤之分，两者并可互为因果。外感咳嗽属实，为六淫外邪犯肺，肺气壅遏不畅所致。内伤咳嗽属虚，与肺、脾、肾三脏密切相关。中医学认为"脾为生痰之源，肺为储痰之器""肾主纳气"，无论哪一脏亏损，皆可导致咳喘发生。本案患者头晕痰嗽，恶寒，脉浮，为中寒痰盛，寒邪外干之象，祝氏治以温阳化痰，外散表寒之法。方中桂枝、生姜辛温解表；杏仁、苏子、川朴、川楝子降气平喘；半夏、茯苓、橘红燥湿化痰。二诊时，患者表邪解，宿痰尤盛，去桂枝、杏仁、细辛等解表辛温之品；另加用白芥子温肺化痰；远志祛痰开窍；白术健脾燥湿；枳壳理气除满，取气能行津，津行则痰消之义。

案3　咳呛瘥而复发案

郭女士，徐家汇路。

一诊　1月24日。

症状：咳呛瘥而复发，苔白，脉紧。

治法：再与前法损益。

处方：白术15g　云茯神15g　制川朴4.5g　姜半夏15g　蜜炙麻黄3g　生紫菀12g　北五味4.5g（打）　远志4.5g

【赏析】

本案患者咳呛瘆而复发，苔白，脉紧，为中寒痰盛，外感寒邪之象。之前的诊疗资料散失，祝氏也未明言治疗之法，但从用药来看实为外散风寒，内化水饮之法。方中麻黄、五味子一散一收，宣肺止咳，且麻黄有解表之功；紫菀、远志、半夏止咳化痰；白术、茯神、川朴健脾行气。因脾为肺之母脏，母荣则子盛，祝氏在治疗肺病时，尤重调理脾胃，本方便是在小青龙汤发表化饮的基础上加上白术、茯神、半夏等健脾化湿、祛痰止咳之药，以收培土生金之效。

案4　哮喘案

丁小姐，山海关路。

一诊

症状：咳哮夜甚不得卧，脉虚细。

病理：暴寒外侵，肺气塞遏，中阳失化。

病名：哮。

治法：当与温中肃肺。

处方：黄厚附子18g（先煎）　蜜炙麻黄4.5g　云茯神12g　川桂枝6g　白杏仁12g　炙细辛4.5g　白苏子9g　白芥子6g　酸枣仁18g（打，先煎）　生白芍6g　蒸百部6g　姜半夏15g　干姜6g　灵磁石30g（先煎）　竹茹4.5g

二诊

治法：再与前法损益。

处方：黄厚附子18g（先煎）　酸枣仁24g（打，先煎）　白苏子6g（包）　灵磁石30g（先煎）　川桂枝6g　白芥子6g　云茯神12g　生白芍16g　姜半夏12g　蒸百部6g　炒苍术12g　淡干姜6g　陈枳壳3g

三诊

症状：肌热无汗，呕恶，脉息虚细。

病理：气虚中寒，复为寒侵，营卫不和，中阳失化。

病名：新感。

治法：当与辛温淡化。

处方：灵磁石 30g（先煎）　酸枣仁 24g（打，先煎）　姜半夏 24g　黄厚附子 18g（先煎）　川桂枝 6g（后入）　生茅术 15g　云茯神 15g　水炙麻黄 4.5g　白蔻仁 6g（后入）　藿梗 6g　丁香 4.5g（后入）　淡干姜 6g　大腹皮 9g

四诊

症状：肌热稍减，呕恶如故，脘痛拒按，苔白脉虚细。

病理：营卫较和，中焦遏阻，胃气不降。

治法：再与辛开温降。

处方：灵磁石 30g（先煎）　川桂枝 6g　带皮槟榔 12g　黄厚附子 18g（煎）　炒茅术 15g　云茯神 15g　酸枣仁 18g（打，先煎）　姜半夏 30g　淡干姜 6g　川连 1.2g（姜汁炒）　代赭石 24g（先煎）　藿梗 6g　炒川椒 1.8g

五诊

症状：呕恶、肌热渐平，咳呛，苔白，脉虚细。

病理：表和，胃气已降，气虚脉虚，中阳失化。

治法：再与温中肃肺。

处方：灵磁石 30g（先煎）　黄厚附子 18g（先煎）　酸枣仁 18g（打，先煎）　蒸百部 6g　炒麦芽 12g　川桂枝 6g　炒茅术 15g　姜半夏 18g　藿梗 6g　白苏子 6g（包）　淡干姜 6g　白芥子 4.5g　大腹皮 9g

【赏析】

元代朱丹溪指出哮"专主于痰"。痰的产生为人体津液输布和代谢障碍凝聚而成，伏藏于肺，为哮病发作的潜在宿根。咳哮发作期，多为寒邪外侵，伏痰遇寒引触，痰随气逆，壅塞气道，而致痰鸣如吼，气息喘促。《丹溪心法》提出了"未发以扶正气为主，既发以攻邪气为急"的基本治疗原则。发时攻邪治标，祛痰理气，缓解期应扶正固本，调理肺脾肾。本案患者，一诊时，咳哮夜甚不得卧，脉虚细，为暴寒外侵，肺气塞遏，中阳虚衰，水饮失化所致。祝氏治用温中肃肺之法，方用小青龙汤化裁。小青龙汤温肺化饮；附子、磁石、枣仁、茯神温中阳、宁心神；苏子、白芥子、竹茹、百部、杏仁化痰止咳。二诊时，祝氏再与前法损益，方药未作大的变化。三诊时，患者肌热无汗，脉息虚细，为气虚中寒，复为寒侵，营卫不和，中阳失化之象，仍以小青龙汤散寒化饮，加丁香、藿梗、茅术、白蔻仁、大腹皮等温中行气。四诊时，患者肌热稍减，是营卫较和之象；呕恶脘痛，为中焦痰饮遏阻，胃气不降之症。故在三诊的基础上去麻黄、白蔻仁、丁香、大腹皮等药，加槟榔、黄连、代赭石、川椒等药辛开苦降、降逆止呕。五诊，患者呕恶、肌热渐平，故去槟榔、黄连、代赭石、川椒等药，复用苏子、白芥子、百部、炒麦芽等健脾除满、肃肺化痰之药。

案 5　伊朗人杜达哮喘治愈案

*杜达是伊朗国人，身体虽魁梧，而有哮喘病史，心甚苦之。一次因气候突变，老病复发，毫无效果，痛苦不堪，乃电招其老友美国医药博士梅卓生医生，请其设法治疗。梅医生见其状，询问病情后，向杜建议曰："余有至友祝味菊医生，学贯中西，善用中国古来经方疗奇疾，远近闻名，可一试之。"杜低首不答，梅问何故？杜曰："余虽不是中国人，却是一个老上海，从来没有听说西医介绍病人给中医医治的，何况余又是一个外国人，适宜于中国古法医治否？"梅医生一再推荐，才勉强答应。由梅医生汇报病情，祝医生按脉察舌，诊断为肺有痰饮，肾阳不足。梅译告其意，杜同意服药。乃以张仲景小青龙汤法加参、附为方：桂枝 9g，麻黄 6g，白芍 9g，炙细辛 3g，姜半夏 9g，淡干姜 6g，五味子 6g（二味同捣），附子 12g（先煎），人参 9g（先煎），活磁石 30g（先煎），白芥子 9g，炙紫菀、炙苏子各 9g。服药两帖，杜感觉舒服汗多，咳嗽大爽，气急渐平。隔日即能平卧，便主动约梅至祝医生诊所继续求治。杜达向祝医生道谢，并赞扬中医是了不起的医学。祝在原方中将麻黄改为 3g，另加黑锡丹 9g（分吞），补骨脂 12g，嘱服 5 帖而愈。

【赏析】

支气管哮喘是由多种细胞、细胞因子和炎性介质参与的，以气道高反应为特征的非特异性气道慢性炎症性疾病。中医药治疗哮喘有着悠久的历史。汉代张仲景在《伤寒论》中创制的小青龙汤具有解表散寒、温肺化饮、止咳平喘之效，作为中医治疗哮喘的常用方剂沿用至今，每收良效。祝氏按脉察舌，断为肺有痰饮、肾阳不足之证，据证以小青龙汤为主方，加入附子、活磁石、白芥子、紫菀、苏子等温潜平喘之药，共同奏温阳平喘之功。复诊时，患者汗多，咳嗽大爽，气急渐平，表明药已中的，遂将麻黄减半，并加入黑锡丹、补骨脂以加强补肾纳气之药，终收全功。

案6 幼女哮喘治愈案

*钱女，年方4岁，骤患咳嗽痰多气急不得卧，请专科诊治曰：肺为痰浊所阻，气机揞塞，实非轻证也。用葶苈子、沉香、莱菔子等泻肺理气化痰之品，病情未减，而反增重。另医诊治，呼吸48次/分，脉搏132次/分，热度反低，体温36℃，于原方加麻黄、党参，未见效果，束手无策。邀请祝师诊治。祝曰："药尚对症，惟剂量较轻，不能达到病所，吾当尽力为儿挽回生命。"黄厚附子（先煎）9g，蜜炙麻黄、葶苈子各3g，川桂枝4g，白芍6g，活磁石（先煎）30g，顶沉香（后入）2g，白芥子4g，莱菔子（包）6g，姜半夏9g，1剂后病女咳嗽较爽，痰能吐出，气急渐平，能卧，再服一剂，手足俱温，呼吸亦平，以后去葶苈、沉香，再服3剂而康。

【赏析】

本案女童咳喘痰多，气急不得卧，脉搏快而体温低，实为痰阻气道、肺肾亏虚之证。祝氏治用宣肺平喘、温阳化痰之法。方中急用附子、活磁石温补肾阳、潜阳于下；桂枝、白芍调和营卫；麻黄、葶苈子、白芥子、莱菔子、半夏宣肺平喘、理气化痰；沉香温肾纳气。患女服后1剂咳嗽爽，痰能吐出，气急渐平；再剂手足俱温，呼吸亦平；再服3剂而病瘥。中医学治疗咳喘之优势可见一斑。附子，味辛，性大热而有毒，幼儿脏腑娇嫩，耐受性不如成年人，对于药性及剂量的考量尤需注意，正因如此，前医虽知证治，而不敢用重剂以去急症。祝氏则善用附子，病起沉疴，无论老幼，均能辨证施用，无愧于"祝附子"之名。

案7 阳气不足，痰浊内阻哮喘案

*应君五十余岁，哮喘有十余年之久，医药杂投。有谓冬令夏治，贴膏药散宿

寒，又于冬令调理，服补药等等，均鲜效果。此类病人赴祝医生诊所求治者不少，应君亦趋前求治。祝据其病史，断为阳气不足，痰浊内阻，用温化之法病渐缓和，遇天寒又发，如此发作不息。祝认为哮喘为阴阳俱虚，痰浊为祟，肺分泌痰涎愈虚，则阴愈虚，阳虚用温，阴虚不能用甘寒，始克有济。即效张仲景当归生姜羊肉汤之法。补阴用血肉有情之品，处方如下：生姜 30g，绵羊肉一具，洗净在水中浸 2 小时，再加黄厚附子 30g，生麻黄 15g，鹅管石 30g。共同煎煮，俟肉烂后去滓，分 3 天食完，间歇 3 天，再服如上法。病人觉胸腹有热感，痰易出，哮喘大为轻减，精神得振，发后再服，逐渐向愈。

【赏析】

本案患者哮喘反复发作，病十余年之久，祝氏据其病史，断为阳气不足，痰浊内阻之证，用温化之法病渐缓和，然遇天寒又发。久病如此，身体阴阳两虚，非血肉有情之品难奏奇效。故祝氏治用阴阳双补，理肺化痰之法，方用仲景当归生姜羊肉汤加味。方中附子温补元阳，扶助正气；麻黄、鹅管石补肺平喘；生姜、绵羊肉助元阳、益精血。全方实乃温阳补虚，益精扶正之良方。患者服后果然精神得振，胸腹有热，痰易咳出，疾病逐渐向愈。

案 8 陈君哮喘治愈案

*陈君患哮喘有年，秋风一起，病即发矣，用小青龙汤中之麻黄、细辛、姜半夏、川桂枝、生白芍、白芥子、远志、炙甘草、黄厚附子（先煎）、活磁石（先煎）、干姜、五味子同捣。哮喘缓和，痰易出，胃纳馨气平能卧，病人甚喜。

【赏析】

哮喘初起，以邪实为根本，发作时的基本病理变化为"伏痰"遇感引触，痰随气升，气因痰阻，相互搏结，壅塞气道，致气道狭窄，呼吸不畅，肺气宣降失常，以致痰鸣如吼，气息喘促。祝氏治以温散痰饮之法。方用小青龙汤加减：麻黄、白芥子宣降肺气以平喘；细辛、姜半夏、干姜、桂枝、远志温化寒痰；附子、磁石温阳固摄；白芍、五味子收敛肺气，防止辛散太过；炙甘草调和诸药。本方专为寒痰伏肺而设，故患者服后哮喘缓和，疾病渐愈。

肺结核

案1　赵君低热不退案

*赵君年届五十，体质素弱，患肺结核后，体重大为减轻，低热不退，形销骨立，不思饮食，四肢无力。当时无抗结核特效药，经西医诊治，不见起色。后改请中医诊治，某医诊之，按脉虚细而数，舌光红无苔，颧骨高而发红，两眼目光锐利。即对赵曰："肺虚损之，肾阴亏竭，肾为生命之源，值此春阳生长，将以何物以助其升发哉，清明一到，甚虞甚虞。"勉处一方：南北沙参9g，玄参9g，太子参12g，百部9g，甜杏仁9g，生地9g，石斛9g，阿胶9g，紫菀9g，枇杷叶9g，生谷芽12g，青蒿9g，嫩白薇9g，地骨皮9g。连服5剂。不见效果，甚致精神更加萎顿，纳食更少。医曰："肺结核为顽固之疾，能平安渡过，已非易事，所虑者冬至耳。冬至一阳生，于你疾病大为不利，现勉力图维，实无把握。"赵君思生命仅有数月，悲观失望。亲友来望病，赵以实告。亲友曰，余之同事亦患肺病，经祝医生医治，可往诊之。遂前往求诊，祝师按脉问症，细为检查，对赵说，保君冬至不死，不要听信不负责的无稽之谈。相信对路药物可以起死回生。处方以大剂温补为主：附子12g，大熟地18g，桂枝9g，炒白芍12g，当归9g，黄芪18g，党参18g，炒白术12g，仙灵脾9g，紫河车粉3g，炒麦芽15g，怀山药12g，炙紫菀9g，炙百部9g，光杏仁9g。连服6帖，精神稍振，思食。续服6帖，病情逐渐好转。再加鹿角胶12g，菟丝饼12g，以巩固疗效，连续服20余帖，咳少热退，体重得增，冬至到时，赵君不仅健在，而且已能做日常工作。嗣后每年冬季服紫河车粉100g，十余年健康如常人。

【赏析】

肺结核是由于人体感染结核杆菌而引起的一种肺部慢性虚弱性传染病。中医学很早就开始了对这种疾病的研究和治疗，称之为"肺痨"。隋代巢元方《诸病源候论》即指出该病是由于接触感染瘵虫，损坏肺叶而致，表明此病具有传染性，这与西医学对肺结核的认识已极为相近。直到西医发现抗生素以后，历史上很长一段时间内，肺结核都被视为一种绝症。中医药在肺结核治疗中主要是改善症状并提高人体抗邪能力。祝氏云："肺之有病，结核空洞，此为阴损，法所难补，安静营养，忌用兴奋，是也。肺病为慢性消耗病，其为不足，显而易见。不足之人最易兴奋，辛味宣动病灶，燥药劫阴伤液，诚不可用也。不足用温，乃是公式，温润、温化、温滋、温潜，诸法都为肺病经常之药，虽非直接祛邪，仍是扶正御邪之意。"由此可知祝氏治疗此病处方用药的指导思想。

本案患者经西医诊治无效后乃转请中医治疗，当时体重减轻，低热不退，不思饮食，舌光红无苔，脉虚细而数，一派正虚阴亏之象。然前医治用养阴清热，止咳化痰之法，未收寸效，反而病情加重。及祝氏诊治，按脉问症，细为检查，采用温滋之法，阴阳双补，以扶正气。方中附子、仙灵脾温肾补阳；熟地、白芍、当归、黄芪、党参补气滋阴；白术、麦芽、山药补脾助运；紫菀、百部、光杏仁润肺止咳；紫河车补阳益精。患者服后精神稍振，食欲好转，病情好转，说明正气来复，抗邪有力，后加鹿角胶、菟丝饼补肾固本以巩固疗效。患者并未死亡，且十余年健康如常人。

案2　樊君痰中带血案

*有樊君者，年三十岁左右，生活不守常规，迟睡晏起，烟酒不断，为日既久，由失眠开始，继先咳嗽，午后低热面赤，不以为意，不久咳嗽增剧，痰中带血，失眠更甚，终日头晕目眩，四肢无力，延医诊治。西医诊查为肺结核病，局部继续浸润，按时服雷米封，未见起色，病人忧恐，改延中医诊治，连服平肝润肺清热止血之剂，形体日瘦，体重减轻，精神萎顿，饮食少进。改请祝师医治，祝诊后即曰："病虽重笃，非不治之症，中医治肺结核病，用健脾益肾之品，以提高抵抗力，病常可转危为安。"处方：黄厚附子18g（先煎），党参15g，炒白术12g，姜半夏12g，陈皮9g，白豆蔻9g，炒麦芽12g，茯苓12g，活磁石30g，当归12g，炒白芍12g，川桂枝9g。服药3帖，始则胃纳渐馨，食物有味。但低热未退，有

时见红，病人面有惧色。祝曰："不能改弦易辙，病属阴阳俱虚，应用甘温除大热之法，则低热咳血自疗。"处方：黄厚附子 18g（先煎），人参 12g，大熟地 18g，川桂枝 9g，炒白芍 15g，青蒿 9g，炮姜炭 9g，茜根炭 9g，活磁石 30g（先煎），生龙齿 24g（先煎），怀山药 12g，山萸肉 9g，枸杞子 9g，连服 6 剂，低热减，咳血止，照原方加仙灵脾 12g，仙茅 12g，再服多剂，眠安，低热退清，面色转正，改服紫河车粉 6g，每日 2 次，服 1 个月后，体重增，健康恢复。

【赏析】

本案患者与案 1 相似，西医疗效不佳转请中医，且前医治疗罔效后再请祝氏治疗。患者低热不退，咳痰带血，形体日瘦，体重减轻，精神萎顿，饮食少进，一派肺肾两亏，脾虚失运之象。祝氏治以健脾益肾之法，以提高抵抗力。方中附子、磁石温肾潜阳；桂枝健脾助运；当归、白芍滋补阴血。药后患者胃纳渐馨，低热未退，有时见红。祝氏认为药已中的，大法不改，去党参、白术、陈皮、白豆蔻、炒麦芽、茯苓、当归之属，加人参、青蒿、炮姜炭、茜根炭、生龙齿、山药、山萸肉、枸杞子之品以清退虚热、温涩止血。药后患者低热减，咳血止，祝氏又在前方的基础上加仙灵脾、仙茅加强温肾扶正之功。后以紫河车粉连服 1 月以收功。祝氏尝曰："紫河车亦治肺结核之妙药，病虽大愈毋忘常服紫河车。"

痰 饮

案 1 正虚痰饮案

庄先生，中年，大沽路。

一诊

症状：肌热起伏，咳呛痰多不爽，胸胁痞闷，舌绛，脉弦细。

病理：气阳素虚，痰饮方聚，近为风外干，肺气不肃，营卫失调。

病名：阳虚痰饮兼感。

治法：当与扶阳肃肺，理脾涤饮。

处方：白苏子 9g（包） 蜜炙麻黄 3g 生牡蛎 30g（先煎） 白芥子 6g 云茯神 15g 黄附子 15g（先煎） 白杏仁 9g 酸枣仁 24g（打，先煎） 仙半夏 15g 蒸百部 9g 远志 4.5g 生姜 9g

二诊

症状：肌热减，咳呛略爽，胸胁引痛，脉息略缓。

病理：中阳略化，肺卫犹未调节。

治法：再与温养心脾，兼调肺卫。

处方：生牡蛎 45g（先煎） 酸枣仁 24g（打，先煎）） 黄附子 18g（先煎） 炒茅术 15g 云茯神 15g 仙半夏 15g 生紫菀 12g 远志 4.5g 生姜 9g 白苏子 9g（包） 白芥子 6g 白杏仁 9g 黄郁金 9g

三诊

症状：肌热复有起伏，咳犹未爽，左边胸膺尚觉引痛，脉息微弦。

病理：风邪未清，中阳失化。

治法：再与温潜辛化。

处方：生牡蛎 45g（先煎） 黄附子 18g（先煎） 炙苏子 6g（包） 云茯神 18g

仙夏 15g　白芥子 6g　酸枣仁 18g（打，先煎）　蜜炙麻黄 3g　炒苍术 15g　冬瓜子 12g　黄郁金 9g　远志 4.5g　生姜 9g

四诊

症状：肌热仍有起伏，痰浊中满，足冷，苔腻，纳呆，脉息弦细。

病理：心脾两虚，肺气不肃。

治法：再与温养心脾，兼肃肺气。

处方：灵磁石 45g（先煎）　酸枣仁 24g（打，先煎）　黄附子 18g（先煎）　生牡蛎 30g（先煎）　炒苍术 15g　炙苏子 9g（包）　云茯神 18g　姜半夏 18g　蒸百部 6g　制川朴 4.5g　生紫菀 12g　淡干姜 4.5g　白芥子 4.5g　白杏仁 12g

另：安那苏，通大便。

五诊

症状：肌热尚有起伏，浊痰未尽，自汗，寐不安，脉虚细。

病理：浮阳未敛，肺卫不和。

治法：再与前法出入。

处方：灵磁石 45g（先煎）　酸枣仁 24g（打，先煎）　黄附子 18g（先煎）　生牡蛎 30g（先煎）　川桂枝 4.5g　姜半夏 18g　云茯神 18g　生白芍 6g　炙苏子 9g　黄郁金 9g　蒸百部 9g　生紫菀 12g　炒苍术 15g　淡干姜 6g

六诊

症状：肌热渐平，浊痰未净，自汗而寐不安，脉息虚细而略缓。

治法：再与前法出入。

处方：灵磁石 45g（先煎）　酸枣仁 4g（打，先煎）　生牡蛎 30g（先煎）　黄附子 18g（先煎）　云茯神 18g　川桂枝 4.5g　蒸百部 9g　炙苏子 9g（包）　莱菔子 4.5g　淡干姜 6g　生白芍 9g　姜半夏 18g　苍术 15g　白芥子 4.5g

七诊

症状：肌热渐平，浊痰亦化，寐安力乏，脉息虚缓。

治法：再与潜阳理脾，和营肃肺。

处方：灵磁石 45g（先煎）　云茯神 18g　生龙齿 30g（先煎）　酸枣仁 24g（打，先煎）　生牡蛎 30g（先煎）　川桂枝 4.5g　淡干姜 6g　炒苍术 15g　白芥子 4.5g　莱

蕹子 4.5g　生白芍 9g　黄附子 18g（先煎）　姜半夏 18g　炙苏子（包）9g

八诊

症状：肌热平，痰爽，寐安，食后泛饱，脉息虚缓。

病理：营卫和，心脾俱衰，肺犹未肃。

治法：再与温养心脾，兼肃肺气。

处方：灵磁石 45g（先煎）　云茯神 18g　姜半夏 18g　生龙齿 30g（先煎）　酸枣仁 24g（打，先煎）　黄附子 18g（先煎）　生牡蛎 30g（先煎）　炒茅术 15g　川桂枝 6g　大腹皮 9g　带皮砂仁 9g　炙苏子 9g（包）　蒸百部 9g　淡干姜 6g

九诊

症状：泛饱已瘥，痰咳不爽，右边肩臂引痛，脉息虚缓。

病理：暴寒外侵，经络壅滞，中阳失其运化。

治法：再与辛温淡化。

处方：灵磁石 30g（先煎）　生牡蛎 30g（先煎）　云茯神 18g　淡干姜 6g　白芥子 6g　酸枣仁 24g（打，先煎）　黄附子 18g（先煎）　川桂枝 6g　姜半夏 15g　白杏仁 12g　白芍（酒炒）9g　川羌活 9g　炒茅术 15g　炙紫苏 9g

十诊

症状：痰爽，肢酸，肌热微有起伏，脉息虚缓。

病理：正虚邪留。

治法：再与扶阳和络，兼肃肺气。

处方：灵磁石 30g（先煎）　酸枣仁 24g（打，先煎）　川桂枝 4.5g　川羌活 9g　炒茅术 15g　炙苏子 9g（包）　仙灵脾 12g　巴戟天 18g（酒炒）　姜半夏 15g　淡干姜 6g　生牡蛎 30g（先煎）　云茯神 18g　黄附子 18g（先煎）　白芥子 6g

十一诊

症状：痰薄不爽，胸膺微觉引痛，神倦，脉息虚缓。

病理：中气不足，心脾俱衰。

处方：灵磁石 60g（先煎）　酸枣仁 24g（打，先煎）　炒白术 9g　生牡蛎 45g（先煎）　生芪皮 9g　炒茅术 15g　云茯神 18g　川桂枝 6g　姜半夏 18g　淡干姜 6g　仙灵脾 12g　白苏子 6g（包）　黄附子 18g（先煎）　白芥子 4.5g　蒸百部 9g

十二诊

症状：胸膺痛楚已瘥，纳呆，肌热微有起伏，脉息虚缓。

治法：再与补中益气法加减。

处方：灵磁石 30g（先煎） 酸枣仁 24g（打，先煎） 生牡蛎 45g（先煎） 生西芪 9g 云茯神 18g 北柴胡 4.5g 黄附子 18g（先煎） 白苏子 9g（包） 白杏仁 9g 淡干姜 6g 炒茅术 15g 姜半夏 18g 制川朴 4.5g 蒸百部 9g

【赏析】

痰饮的形成多由外感六淫、饮食所伤及七情内伤等，使肺、脾、肾及三焦等脏腑气化功能失常，津液代谢障碍，以致水液停滞而成。痰饮形成后，饮多留积于肠胃、胸胁及肌肤，而痰则随气之升降流行，内而脏腑，外至筋骨皮肉，形成多种病证，因此有"百病多由痰作祟"之说。

本案患者初诊时，肌热起伏，咳呛痰多不爽，胸胁痞闷，舌绛，脉弦细。为阳虚饮停，外感风邪，肺气不肃，营卫失调之象。祝氏据其病机，采用扶阳肃肺、理脾涤饮之法。以附子、牡蛎、酸枣仁温肾潜阳，养心安神；生姜、半夏、茯神、白芥子、苏子、远志理脾化痰；麻黄、杏仁发汗解表，宣肺平喘。二诊时患者肌热减，咳呛略爽，胸胁引痛，故去麻黄、百部，加紫菀、茅术、郁金以健脾止咳，疏肝行气，并增附子剂量加强温阳之功。三诊时患者肌热复有起伏，咳犹未爽，为新感风寒，肺气不利之症，故加麻黄以解表，另加冬瓜子促进排痰。四诊时患者肌热仍有起伏，痰浊中满，足冷，苔腻，纳呆，为心脾两虚、肺气不肃之证，祝氏在三诊的基础上去麻黄，加百部、川朴、紫菀、磁石以潜阳安神、止咳行气。五诊时患者肌热起伏，自汗，为肺卫不和之证，故加桂枝、白芍调和营卫。六诊时患者肌热渐平，浊痰未净，故加莱菔子化痰通便。七诊时患者肌热渐平，浊痰亦化，寐安力乏，故去百部，加龙齿潜镇安神。八诊时患者食后泛饱，故加大腹皮、砂仁宽中理气。九诊时患者泛饱已瘥，肩臂引痛，故加羌活祛湿通络。十诊时患者肌热微有起伏，故加入仙灵脾、巴戟天温阳扶正。十一诊、十二诊患者证候变化不大，均为中气不足、心脾俱衰之证，祝氏在前方的基础上加黄芪以健脾涤痰，温扶心阳。本案患者病程较长，但总的来讲体现了祝氏温药化痰、健脾理痰的治疗原则。

案 2 下虚痰饮案

潘先生，霞飞路。

一诊 1 月 17 日。

症状：咳呛上气，苔剥而糜，溲短，脉息虚数，肌削神乏。

病理：下虚痰饮，脾气衰。

病名：下虚痰饮。

治法：与温养三阴，兼肃肺气。

处方：炙苏子 9g（包） 朱茯神 18g 仙灵脾 12g 蒸百部 9g 黄附子 15g（先煎） 蜜炙麻黄 6g 姜半夏 15g 淡干姜 4.5g 生谷芽 15g 生白术 15g 酸枣仁 24g（打，先煎） 炙紫菀 12g 黑锡丹 12g

按：苔剥脉虚，肌削神乏，心脾肾三阴虚损。以附子、仙灵脾、枣仁、黑锡丹，温心肾。麻黄宣肺，其余诸药化痰止咳。

【赏析】

本案患者苔剥而肌削神乏，脉虚为心、脾、肾三阴虚损之症；咳呛上气乃痰饮犯肺、肺失宣降的表现，溲短为阳气亏虚，气不化津所致。祝氏据症断为下虚痰饮之证，治用温养三阴三阳，兼肃肺气之法。方中附子、仙灵脾、干姜、酸枣仁、茯神、黑锡丹温阳化饮，养心安神；苏子、百部、炙麻黄、炙紫菀润肺止咳、降气平喘；姜半夏、谷芽、白术健脾化痰。全方以温阳化饮，宣肺平喘为主，特为下虚痰饮证而设。

案 3 痰饮中聚，肾失摄纳案

郑先生

一诊 1941 年 2 月 12 日。

症状：咳呛上气，痰多，苔腻，脉息芤而微数。

病理：痰饮中聚，肺气不肃，肾失摄纳，心力亦感不足。

病名：下虚痰饮。

治法：当予强心摄肾，兼肃肺气。

处方：紫苏子9g　白芥子4.5g　蜜炙麻黄3g　姜半夏15g　北五味2.4g　酸枣仁24g（打，先煎）　炒茅术15g　淡干姜4.5g　黄附子15g（先煎）　炙细辛3g　仙灵脾12g　灵磁石60g（先煎）　黑锡丹18g（先煎）　云茯神18g

二诊　2月16日。

症状：咳呛上气较瘥，脉息转缓而软。

处方：上方去细辛、五味子、磁石，加巴戟天24g，黄附子改为24g，酸枣仁改为30g。

【赏析】

本案与案2表现类似，不过痰多、苔腻等症，更突出了其痰饮偏盛的特点；脉扤亦提示患者心神阳虚。祝氏仍断为下虚痰饮，治用强心摄肾，兼肃肺气之法，方以小青龙汤加减。因无表证，故小青龙汤去桂枝；苏子、白芥子降气化痰；附子、酸枣仁、茅术、仙灵脾、灵磁石、黑锡丹、云茯神温通心肾。二诊时患者咳呛上气较瘥，脉息转缓而软，表明痰饮渐去，故去细辛、五味子、磁石，加巴戟天，并增加附子、枣仁之量，增强温补心肾之功。

案4　气虚血少，饮邪中聚案

严女士，老年，北江西路安庆里4号。

一诊

症状：脘痛，苔白，二便不调，食后胀饱，色萎神衰，寐不安，脉息虚迟。

病理：气虚血少，消化不良，饮邪中聚，阳失潜藏。

病名：水饮。

治法：当与温养心脾，兼培气血。

处方：生西芪15g　姜半夏24g　当归身6g　云茯神18g　炒茅术15g　大腹皮12g　酸枣仁24g（打，先煎）　金黄附子18g（先煎）　良姜炭9g　生谷芽15g　陈皮9g　生牡蛎30g　灵磁石45g（先煎）

病人为广东籍梅医生介绍，嘱再注射肝精。

二诊

症状：白苔化，腹满，二便不调，脉虚缓。

治法：再与前法损益。

处方：灵磁石 45g（先煎） 云茯神 18g 金黄附子 18g（先煎） 酸枣仁 24g（打，先煎） 上安桂 4.5g（后入） 炒茅术 15g 姜半夏 24g 大腹皮 12g 生西芪 15g（先煎） 仙灵脾 12g 巴戟天 18g 西砂壳 9g 良姜炭 9g

三诊

症状：胃纳略醒，腹满亦瘥，二便已调，苔化，脉虚细而缓。

病理：心脾之阳稍复，气血仍衰。

治法：再与温养心脾为主。

处方：灵磁石 45g（先煎） 酸枣仁 24g（打，先煎） 巴戟天 18g 生西芪 18g 金黄附子 24g（先煎） 炒茅术 15g 云茯神 15g 仙灵脾 12g 胡芦巴 12g 淡干姜 9g 大腹皮 12g 川桂枝 6g 西砂壳 9g

四诊

症状：苔化，纳醒，食后胀饱，二便调，脉息虚缓。

病理：气血两虚，脾运不良。

治法：再与扶阳益气，兼培心脾。

处方：灵磁石 45g（先煎） 甘枸杞 15g 仙灵脾 12g 生西芪 18g 胡芦巴 15g 巴戟天 18g 金黄附子 24g（先煎） 酸枣仁 24g（打，先煎） 炒茅术 15g 大腹皮 12g 带皮苓 18g 川桂枝 6g 带皮砂仁 9g

五诊

症状：纳谷渐增，腹满较瘥，二便调，睡眠不熟，脉虚缓。

治法：再与温培心脾为主。

处方：灵磁石 45g（先煎） 制首乌 15g 云茯神 18g 生西芪 18g 金黄附子 24g（先煎） 巴戟天 24g（酒炒） 当归身 6g 酸枣仁 24g（打，先煎） 炒白术 15g 淡干姜 6g 仙灵脾 12g 带皮砂仁 9g 胡芦巴 12g 香谷芽 15g

六诊

症状：腹满已瘥，纳增，睡眠较安，脉虚缓。

病理：气血仍衰，脾运尚薄。

治法：再与温培气血。

处方：灵磁石45g（先煎）　酸枣仁24g（打，先煎）　生西芪24g　巴戟天24g（酒炒）　生鹿角15g（打，先煎）　云茯神18g　金黄附子24g（先煎）　制首乌18g　炒白术15g　龙眼肉15g（先煎）　川杜仲15g　补骨脂15g　带皮砂仁9g　淡干姜9g

【赏析】

　　本案患者一诊时胃脘疼痛，苔白，二便不调，食后胀饱，是脾虚失运，食积不化，中阳不足，饮邪中聚之象；色萎神衰，寐不安，为气虚血少，不能养心，心神不安之症。祝氏断为阳失潜藏，饮邪中聚，气虚血少之证，治用温养心脾，兼培气血之法。方选归脾汤加减。以附子、良姜炭、磁石、牡蛎、枣仁、茯神温养心脾，温化水饮；黄芪、当归培气血；半夏、茅术、谷芽、陈皮、大腹皮行气化饮。二诊时患者白苔化，表明水湿渐消，但腹满，二便不调，脉虚缓仍为阳虚饮盛之象，故祝氏在前方的基础上去陈皮、牡蛎、当归、谷芽，加肉桂、仙灵脾、巴戟天、西砂壳以加强温阳行水之力。三诊、四诊患者表现大同小异，胃纳转醒，腹满亦瘥，二便已调，苔化，表明水饮已去，效不更方，祝氏用方未做大的变动，略微调整，并将附子、黄芪的剂量加大，仍以温养心脾为主。五诊、六诊患者睡眠不熟，腹满有所反复，故在前方基础上加用首乌、龙眼肉、鹿角等药以增强补肾安神之力。总共六诊，祝氏基本在归脾汤加附子、磁石的基本方上加减，体现了其温阳健脾、行气化饮的治疗思想。

案5　悬饮案

　　*黄某，男，年三十余岁，体格不健。因气候剧变，初患感冒，咳嗽不爽，连续不断，痰多气急，恶寒发热，胸胁疼痛，动作则更甚，病情来势不轻。前医诊为风湿痰热。留恋肺络，清肃之令不行，所幸神志尚清，以化痰清热宣肺之品，

如淡豆豉、杏仁、橘皮、竹茹、黄芩之类，连服 3 天，毫无寸效，遂改请祝医诊治。祝见病人咳嗽连声不断，并呼胁肋处痛楚，气急痰声，发热不退，又观察病人胸部状态，胸高鼓胀，按之疼痛倍增，舌苔黄白，脉象浮滑而数，曰："病在皮里膜外，发炎肿胀，即西医所谓胸膜炎，触诊患处有水声，可诊为浆液性胸膜炎。"病证已明，用宣畅气血，宣解化痰，助阳扶正之品，即柴胡、麻黄、桂枝、附子合三子养亲汤法。

处方：柴胡 9g，麻黄 6g，川桂枝 9g，炒白芍 9g，黄厚附子（先煎）14g，活磁石（先煎）30g，白芥子 9g，莱菔子 9g，炙苏子 9g，制南星 9g，川贝 9g，姜半夏 12g，橘皮络各 9g。病家颇有难色，曰："胸胁疼痛，是否属于内热，倘再用如此温药，甚虑血随痰出。"祝笑曰："可毋恐也，病为浆液性胸膜炎，上方用温散化痰佐以强壮之品，有消炎化痰吸收浆液之功效，而促使疾病痊愈，决无咳血之危险。"服 1 剂后，热稍减，痰中无血。2 剂后，咳嗽爽，次数少，痰咯较畅，胸胁之痛大减，患处肿胀已消失大半。再连服 3 帖，即霍然而愈。后以温阳培阴之剂多帖，康健胜于昔时。

【赏析】

患者初患感冒，咳嗽不爽，恶寒发热，此为新感，前医以风湿痰热论治，处以清热宣肺之剂，而病人药后咳嗽连声不断，气急痰声，发热不退，胸高鼓胀，按之疼痛倍增，胁肋处痛楚，显为表邪内陷，水停胸胁，肺气不利之证，即所谓悬饮证。祝氏据症断为"浆液性胸膜炎"，治以宣畅气血，宣解化痰，助阳扶正之法。方中附子、磁石温潜阳气；麻黄、柴胡、苏子解表散寒、宣降肺气；桂枝、白芍调和营卫；白芥子、莱菔子、制南星、川贝、半夏、橘皮络化痰行气。患者连服 6 剂，果然诸症告愈。

案 6　浆液性胸膜炎案

*曾治一男，起始发热，咳嗽痰多，照常工作，5 日后胸胁剧痛，转侧为难，仍然咳嗽多痰，发热不退，西医诊断浆液性胸膜炎，病人不愿穿刺治疗，转求祝氏诊治。予黄附子（先煎）、丹参、橘皮、橘络各 12g，柴胡、桂枝、炒白芍、白

芥子各 9g，麻黄 6g，活磁石（先煎）30g，控涎丹（吞）15g。服药 3 剂，自觉胸胁轻松，渐能转侧；再服 2 剂，各症若失。经摄片证实，胸膜炎已吸收。

【赏析】

本案诊断属于悬饮范畴。饮邪停聚胸胁则表现为咳嗽痰多，胸胁剧痛，转侧为难。饮为阴邪，多见于阳虚之体。祝氏言："人以阳气为生，天以日光为明。"阴阳之间以阳为主导，且《金匮要略》中提及"病痰饮者，当以温药和之"，祝氏治悬饮者多以温药，他认为"温药含有强壮之意，非温不足以振衰惫，非温不足以彰气化"。故病案中多重用附子以振奋阳气，温化痰饮。患者发热不退，乃"阳气虚弱，易于僭越"所致，故祝氏采用温潜之法，方中附子和磁石，寒温并用，一阳一阴，亦动亦静，共奏温潜之功，以"鲜僭逆之患"，则浮阳得敛。再配以宣畅气血，宣解化痰，助阳扶正之品，即丹参、橘皮、橘络、柴胡、麻黄、桂枝、白芍、白芥子。另加控涎丹以逐饮。3 剂后，胸胁症状缓解；再服 2 剂后，各症消失。经摄片证实，胸膜炎已吸收。由此可知，祝氏治疗悬饮（浆液性胸膜炎）患者，常用温潜之法合控涎丹来治疗。

案 7 慢性气管炎案

茅先生

一诊 1 月 22 日。

病名：慢性气管炎。

处方：黄附子 24g（先煎） 炙细辛 1.5g 姜半夏 15g 灵磁石 30g（先煎） 淡干姜 6g 炙紫菀 12g 生牡蛎 30g 北五味 4.5g（打） 炙款冬 6g 炙苏子 6g（包） 云茯神 15g

三、四诊 改方，喉音哑。上方加玉桔梗 6g，炙射干 6g，蜜炙麻黄 3g，去五味、款冬。

【赏析】

慢性支气管炎由急性支气管炎转变而来，多发生在中年人，病程缓慢，多数隐潜起病，初起在寒冷季节发病。出现咳嗽及咳痰的症状，尤清晨最明显，痰呈白色黏液泡沫状，黏稠不易咯出，在感染或受寒后则症状迅速加剧，痰量增多，黏度增大或呈黄色脓性。有时咳痰中可带血，随着病情发展，终年均有咳嗽、咳痰，而以秋冬为剧。本案并未记载症状，但从祝氏所用方药来看，均为温阳散寒，止咳化痰之类，当属寒痰内阻，肺失宣降之证。方中附子、磁石温潜阳气；牡蛎、细辛、半夏、干姜、茯神温散水饮；紫菀、五味子、款冬花、苏子降气止咳。二诊资料散失，三、四诊因喉音哑，故加桔梗、射干、蜜炙麻黄开肺利咽。

胸 痹

*曾治一病人，男，年50余岁，有"风心病"，心区疼痛，胸闷太息。方用黄附子（先煎）、全瓜蒌、丹参、当归、炒白芍各12g，陈薤白、桃仁、石菖蒲、制香附、青皮、失笑散（包）各9g，活磁石（先煎）30g。服药3剂，病即减轻；再服3剂，其症若失。

【赏析】

胸痹是指以胸部闷痛、甚则胸痛彻背，喘息不得卧为主要表现的一种疾病，轻者感觉胸闷，呼吸欠畅，重者则有胸痛，严重者心痛彻背，背痛彻心。汉代张仲景《金匮要略》中提出"胸痹"名称，归纳病机为"阳微阴弦"，治疗上温通散寒方药有瓜蒌薤白白酒汤及瓜蒌薤白半夏汤等。根据本证的临床特点，主要与西医学所指的冠状动脉粥样硬化性心脏病（心绞痛、心肌梗死）关系密切。

本案患者有风湿性心脏病病史，且心区疼痛，胸闷太息，当属胸痹证。从祝氏所用方药反推，当属阳虚寒凝，胸阳不振之证。治用瓜蒌薤白白酒汤加减。方中全瓜蒌、薤白、石菖蒲通阳散结，行气祛痰；丹参、当归、炒白芍、桃仁、失笑散养血活血；附子、磁石温补元阳；制香附、青皮行气通络。患者仅服6剂，其症若失。祝氏曾言《金匮要略》瓜蒌薤白白酒汤治胸痹甚效，近世所谓风湿性心脏病颇类乎此，并认为若再加附子等振阳之品，其效更彰。

胸 痞

章先生，壮年，麦赛尔蒂路。

一诊

症状：胸痞气逆，头晕寐不安，苔腻，便溏，脉息虚缓。

病理：肝肾下虚，气湿交阻，中阳失化。

病名：胸痞。

治法：当与温潜淡化。

处方：生牡蛎 45g（先煎） 炒青皮 4.5g 金黄附子 15g（先煎） 姜半夏 15g 云茯神 15g 北柴胡 4.5g 陈薤白 9g 黄郁金 9g 炒茅术 15g 藿梗 9g 川朴花 4.5g 青橘叶 6g 生姜 9g

二诊

症状：前恙稍瘥，脉仍虚细。

治法：再与前法损益。

处方：生牡蛎 30g（先煎） 酸枣仁 18g（打，先煎） 姜半夏 18g 灵磁石 45g（先煎）金黄附 15g（先煎）黄郁金 9g 云茯神 15g 炒茅术 15g 陈薤白 9g 藿梗 9g 瓜蒌壳 12g（炒） 炒青皮 6g 川朴花 6g 生姜 12g

三诊

症状：胸痞稍宽，苔腻，脉缓。

治法：再与前法损益。

处方：生牡蛎 30g（先煎） 姜半夏 24g 黄郁金 9g 淡干姜 9g 炒青皮 6g 陈薤白 9g 瓜蒌壳 12g 云茯神 15g 藿梗 9g 乌附子 18g（先煎） 炒茅术 15g 炒荜茇 6g 大腹皮 12g

四诊

症状：诸恙较瘥，苔腻脉缓。

病理：气阳较和，中湿尚盛。

治法：再与温法。

处方：乌附子 18g（先煎） 炒茅术 15g 带皮苓 18g 姜半夏 24g 西砂壳 9g 陈薤白 9g 藿梗 9g 大腹皮 12g 生牡蛎 30g（先煎） 淡干姜 9g 黑锡丹 4.5g（研吞） 黄郁金 9g

【赏析】

胸痞，即心胸气滞不舒而致胸部痞闷。本案患者未见喘咳，而有胸痞气逆，头晕寐不安，苔腻，便溏，脉虚缓之症，当与痰湿内阻，中焦阳虚，失于运化，气阻于胸有关。祝氏治以温潜淡化之法。方中附子、牡蛎温肾潜阳；半夏、茯神、茅术、生姜健脾燥湿；青皮、柴胡、薤白、郁金、藿梗、川朴花、青橘叶行气除湿。二诊时患者诸症稍瘥，惟脉仍虚细，表明心阳不足，故在前方的基础上去柴胡、青橘叶，加酸枣仁、灵磁石、瓜蒌壳养心安神。三诊时胸痞稍宽，苔腻，表明湿邪仍存，故加干姜、荜茇、大腹皮温中燥湿而行气。四诊变化不大，仍然苔腻，方药也是在三诊的基础上略作增损，另加黑锡丹增强温阳散寒之力。本案祝氏的温潜淡化法实际上包括温阳潜降、淡渗利湿、芳香化湿等方面，气行则湿化，其发挥了《金匮要略》"病痰饮者，当以温药和之"的理念，并将之具体化了。

肝胆疾病

案1 肝肿大案

沈先生

一诊 1940年1月27日。

症状：右胁痞硬，嗳气肢浮，脉息虚而微数。

病理：气虚湿盛，肝脏肿大，血行障碍。

病名：肝肿。

治法：当与温化为主。

处方：生牡蛎30g（先煎） 陈枳壳9g 苓皮15g 水炙南星12g 北柴胡9g 黄郁金9g 大腹皮12g 生姜9g 酒炒当归4g 炒茅术15g 黄附子12g（先煎）

二诊 1月31日。

治法：再与舒肝理脾。

处方：生牡蛎45g 炒茅术15g 水炙南星12g 青木香4.5g 北柴胡6g 炒青皮6g 仙半夏18g 生姜9g 酒炒当归12g 大腹皮12g 藿梗9g

【赏析】

患者右胁痞硬，且病理显示肝脏肿大，必见血行不畅之瘀血症状。另见嗳气肢浮，脉息虚而微数为脾胃气虚、水湿内停之象，究其瘀血、湿盛之成因，应为气虚运血无力，阳虚不能化气行水所致。因此，治疗时应在温阳化气的基础上配用行气活血利水之药。祝氏用黄附子、生姜、柴胡、当归以温阳活血；配牡蛎潜镇摄纳，以防阳气涣散；佐枳壳、郁金、大腹皮、赤苓皮、南星、茅术以行气利水。全方共奏温阳益气，活血利水之效。二诊情况有所好转，在此方上略有调整，去辛温潜纳之附子、牡蛎，加舒肝行气之品，即木香、青皮、半夏、藿梗。

案2　单腹胀案

施女士

一诊　1939年5月25日。

症状：病已经年，初起全身肿胀，近年四肢尽消，单腹肿胀，口干，纳呆，泛恶，溲少，脉沉微。

病理：心脾两虚，水津失布，水聚于中，已成臌胀。

病名：单腹胀。

治法：当与强心益脾。

处方：黄厚附子18g（先煎）　川椒目18g　生白术15g　带皮苓18g　大腹皮12g　砂蔻壳各9g　上安桂4.5g（冲服）　仙灵脾12g　生谷芽15g　酸枣仁30g（打，先煎）

二诊　5月30日。

症状：前方服后，腰部稍宽，略能进食，脉仍微细。

病理：脾运稍动，但正气未复。

治法：再予强心理脾。

处方：黄附子24g（先煎）　带皮苓24g　生白术15g　上安桂4.5g　仙灵脾12g　酸枣仁30g（打，先煎）　桑寄生15g　川椒目9g　大腹皮12g　西砂壳9g　生姜9g

【赏析】

臌胀病名最早见于《黄帝内经》，在《灵枢·水胀》云："臌胀何如？岐伯曰，腹胀，身皆大，大与肤胀等也，色苍黄，腹筋起，此其候也。"臌胀病因繁多，喻嘉言在《医门法律·胀病论》中概括指出："胀病亦不外水裹、气结、血凝。"且《内经》对其病机概言为"诸湿肿满，皆属于脾"，说明臌胀多为中气虚弱，运化无权，水湿停聚，气血运行受阻所致，故多从脾论治。病人患病日久，单腹肿胀，脉沉微，祝氏认为此乃心脾两虚，水津失布之征，为本虚标实、虚实夹杂之象。治疗应扶正祛邪，标本兼治。用黄附子、安桂、枣仁以驱除阴寒之气，温阳强心；

白术、带皮苓益脾以助运化；椒目、大腹皮、砂蔻壳、仙灵脾、生谷芽行气化湿利水。全方共奏健脾利水行气，攻补兼施之效。二诊，前症缓解，但脉仍微细，故以前方为基础，再加温补肾阳之桑寄生脾肾双补，以固其疗效。

案 3　肝硬化腹水案

*自杜达先生被祝味菊医生治愈疾病之后，对外籍医生亦有所影响。有兰纳者，系德国人，精于西医，人称兰纳博士，经梅卓生医生介绍与祝相识，医学观点相同，不久即成立会诊诊所于上海。中西医联合诊断，理化检查及多种方法治疗，引起人们极大兴趣，求诊者甚众，大多系疑难重证。一位肝硬化腹水病人，突然昏厥不省人事，面赤，目上视，四肢强直，脉弦急。三位医生研究，用急则治标之法，由祝提出治疗方案：①强心；②镇静解痉；③祛痰。梅医生与兰纳博士均同意治疗方案。先服中药，由祝处方：黄厚附子（先煎）15g，上安桂（后下）3g，酸枣仁 4g，朱茯神 12g，羚羊尖（锉，先煎一小时）4.5g，水灸南星 12g，仙半夏 18g，火麻仁 15g，竹沥一汤匙，生姜汁一汤匙（俱冲服），1 剂后配合补液，药后病情稍定，已能语言，但神志尚未完全清楚。再经三医会诊，继用前方治疗，症状逐渐好转。兰纳博士对祝表示钦佩，尤对其医学之精深，更为赞赏。尝曰："祝味菊医生有相当声誉，他不仅善用中医方法治病，而于西方医药，亦莫不精通，令人钦佩。"

【赏析】

祝氏推行中西医并进，主张中医改革，融贯中西，西为中用，常从西医学的角度，运用中医治疗。患者为肝硬化腹水失代偿期，病情危重，甚至出现昏厥不省人事，面赤，目上视，四肢强直，脉弦急等气血上并之痉厥证。对此危急情况，急用治标之法。方中附子回阳救逆之要药，与镇肝息风之羚羊角配伍，为古方资寿解语汤中的药对，一温一寒，一阳一阴，相反相成，扶阳生阴，有平衡阴阳之功，祝氏常用其治疗厥证。他认为，"羚羊治脑，附子强心，阳气虚而有脑症状者最宜。"同时附子与酸枣仁同用，亦是祝氏常用强心之法，"心脏为血液运输之枢纽，其疲劳而有衰惫之象者，枣附以强之"。再佐以安桂、茯神以镇静安神；南星、半夏、竹沥、姜汁以解痉祛痰。《丹溪心法》谓："竹沥滑痰，非姜汁不能行经络也。"1剂后厥证稍定,已能言语,但神志尚未完全清楚,再予前法,症状逐渐好转。

案4 胆结石案

*有一张姓患者,面容憔悴而带黑色,四肢无力,肝区隐隐作痛,有时牵引后背痛,数月以来,无一日之停。遍求名医诊治,冀能减少苦痛,某医生曰"君患胆囊结石,已属确诊,痛则不通,不通则痛,应以排石为主"。用金钱草、鸡内金之属,毫无寸效。于是又换一医曰"前医处方虽是,惟手段太小耳"。于前方中再加大黄、玄明粉、瓜蒌仁之类,日泻数次,甚觉萎顿,但结石未被排出。又至西医院外科,请求手术治疗。医师因患者身体虚弱,暂不能手术,应俟体力恢复,再行手术为宜。病人辗转思维,毫无他法,后经友人介绍至祝医生处医治,祝了解其全部发病经过后曰:"治疗病须辨证论治,要有整体观念,如仅执成方以治病,非良策也。君身体虚弱,又患有结石,余用先顾正气,佐以疏肝胆之品,可试之。"处方:黄厚附子12g(先煎),柴胡、川续断、枸杞子、枳壳、延胡索、制香附各9g,鸡血藤12g,炙草6g。先服4剂,精神较振,肝区隐痛及肩部反射疼痛均止,再服4剂,诸症悉除。

【赏析】

胆结石属中医学"胁痛"范畴。《灵枢·胀论》云:"胆胀者,胁下痛胀,口中苦,善太息。"其病机多为肝胆疏泄功能失常。"六腑以通为用",故前期患者多用排石利尿、通腑泻下之法。但予金钱草、鸡内金利下之后"毫无寸效",甚加"大黄、玄明粉、瓜蒌仁"泻下之后,"日泻数次,甚觉萎顿",说明排石亦须借助身体阳气推动,一味苦寒利尿,易重伤阳气,气化失司,无力推动结石外排,导致疗效不佳。患者脾肾素虚,误下之后更伤正气。祝氏指出对素体亏虚,又患结石之人,应先顾护正气,再佐以疏肝胆之品。方中附子,温补肾阳;续断、枸杞子,补益肝肾;佐柴胡疏肝解郁,《本草经解》曰:"柴胡清轻、升达胆气,胆气条达,则十一脏从之宣化,故心腹胃肠中,凡有结气,皆能散";枳壳、延胡索、香附、鸡血藤,行气活血;炙甘草调和诸药。药证合拍,诸症悉除。

脾胃肠道疾患

案1　胃痞案

谭小姐

一诊

症状：胃痞，面浮，溲短，脉细迟。

病理：中寒脾弱，三焦失化。

病名：胃痞。

治法：温中。

处方：黄厚附12g（先煎）　仙灵脾15g　上安桂2.4g　炒白术15g　黄郁金6g　带皮苓15g　藿梗9g　西砂壳6g　带皮砂仁9g　淡干姜6g

二诊

症状：溲增，胸痞，纳少。

病理：脾运未复。

治法：温中理脾，仍与前法损益。

处方：黄厚附15g（先煎）　生牡蛎30g　生白芍12g　大腹皮12g　姜半夏12g　带皮苓15g　上安桂3g　藿梗6g　淡干姜3g　西砂壳6g　炒白术15g

三诊

症状：溲行较增，浮肿减，纳食增，脉仍细迟。

治法：再与扶阳理脾。

处方：黄厚附15g（先煎）　仙灵脾12g　生白术15g　带皮苓9g　生谷芽15g　藿梗6g　大腹皮12g　川椒目6g　淡干姜6g　带皮砂仁18g　上安桂3g

【赏析】

"痞"通"否"，其病名首见于《素问·五常政大论》："备化之纪，气协天休，德流四政，五化齐修……其病否。"病机多为中焦气机不利，脾胃升降失职，但辨证关键在于虚实之分。《景岳全书·痞满》记载："所以痞满一证，大有疑辨，则在虚实二字。"由患者胃部痞满、脉象细迟可知必属中阳不足之虚证。中气虚弱，清阳不升，浊阴不降，闭塞于中而生成胃痞；气化失职，水湿不运，导致面浮、小便短少。《景岳全书·痞满》云："虚寒之痞，治宜温补，使脾胃气强，则痞开而饮食自进，元气自复矣。"故祝氏用黄厚附、安桂、干姜温补阳气，恢复气化；附子与仙灵脾配伍，更增补肾壮阳之功，此为祝老常用之温补法；藿梗、郁金行气开郁散结；砂仁、砂壳同用辛散温通，健脾和胃。二诊药后小便稍有增加，表明祝氏辨证精当，诸症向愈。然仍有胸痞、纳少之症，为脾胃运化尚未完全恢复，中阳失化，气滞湿阻所致。故在上方基础上加用温潜之法，用生牡蛎易仙灵脾，与附子配伍以扶阳潜镇，加白芍敛阴柔肝以安肝脏，防土虚木乘。合以大腹皮、姜半夏、干姜温通三焦，行气化湿。三诊药后三焦气化得复，中焦运化正常，故小便增多，浮肿减轻，纳食增加。但脉仍细迟，应巩固疗效，继用前方以扶阳理脾，顾护正气，再次体现出祝氏对于正气的重视。

案 2　湿阻案

朱奶奶

一诊

症状：头晕便秘，苔腻，脉沉滑。

病理：中湿遏阻。

病名：湿阻。

治法：当与温化。

处方：藿梗 9g　炒苍术 15g　制川朴 4.5g　仙半夏 24g　大腹皮 12g　陈皮 6g　生姜 9g　白杏仁 12g　瓜蒌皮 9g　明天麻 9g

二诊

症状：诸恙稍瘥，脉息沉缓，苔腻中满。

治法：再与温化为主。

处方：活磁石 30g（先煎）　炒茅术 15g　藿梗 15g　陈皮 6g　生牡蛎 30g（先煎）　带皮苓 18g　黄厚附 12g（先煎）　生姜 9g　姜半夏 18g　大腹皮 12g　川桂枝 9g

【赏析】

患者苔腻、脉沉滑皆为典型的中焦湿阻之象。湿性重浊，易蒙蔽清窍。朱丹溪《格致余论·生气通天论病因章句辨》云："首为诸阳之会……浊气熏蒸，清道不通，沉重而不爽利，似乎有物以蒙冒之。"故见头晕。湿为阴邪，黏滞缠绵，易阻遏气机，传导失职，故见便秘。《素问·至真要大论》云"诸湿肿满，皆属于脾"，湿邪首困于脾，祝氏在治疗时，注重脾胃的运化，脾气运，清气升，湿邪则祛。故采用温阳健脾化湿法，方以藿香正气散加减。藿梗为君，既以其辛温之性温阳散寒，又取其芳香之气而化在里之湿浊；茅术、川朴、半夏、陈皮燥湿化痰，理气和中；杏仁宣利气机于上，大腹皮、瓜蒌皮行气宽中，利水于下；佐以天麻入肝经，取"诸风掉眩，皆属于肝"之意，使肝气平和。二诊时，脉象沉缓不滑，说明前法芳香化湿之后，湿阻稍瘥，但仍见苔腻中满，为中阳未完全恢复，运化不足之象。祝氏在前方的基础上，再加温阳之黄厚附子、桂枝，潜镇之磁石、牡蛎，共奏温而不燥，壮阳固正之功。

案3　中满腹痛案

罗先生

一诊

症状：身热头痛，中满腹痛，脉息濡迟。

病理：食物动中，风邪干表。

病名：中满腹痛。

治法：当温化。

处方：藿苏梗各 9g　炒茅术 12g　仙半夏 15g　川桂枝 4.5g　带皮苓 15g　制川朴 3g　大腹皮 9g　白杏仁 9g　生姜 9g

二诊

症状：中满腹痛俱瘥，脉缓苔腻。

病理：水湿渐化，正气不足。

治法：再与温化。

处方：炒茅术 12g　仙半夏 15g　生姜 9g　藿梗 6g　制川朴 4.5g　乌附子 9g（先煎）　带皮苓 18g　川桂枝 4.5g　陈皮 4.5g　白杏仁 9g

三诊

症状：中满腹痛俱瘥，阳虚眠少，脉细迟。

病理：营卫和。

治法：与温潜。

处方：乌附子 15g（先煎）　炒白术 12g　炮姜 6g　抱茯神 15g　生龙齿 24g　陈皮 4.5g　酸枣仁 15g　仙半夏 12g　生谷芽 15g　生姜 15g

【赏析】

《内经》提示腹痛病机为"不通则痛""不荣则痛"。患者症见中满腹痛，身热头痛，乃外感兼有食积之症，但脉息濡迟，从脉象可见虚阳不运之象。张景岳曾指出腹痛的发生，多为命门之火不足导致。《景岳全书·命门余义》云："命门有火候，即元阳之谓也，即生物之火也。然禀赋有强弱，则元阳有盛衰"。命门之火亏虚，不能推动阴精，阴精过盛而为体之病理产物，故饮食积滞于内，水湿停滞，可见"或膨聚而不消，或吞酸嗳腐而食气不变，或腹疼肚痛而终日不饥，或清浊不分，或完谷不化"等相关病证。祝氏有云："无论有机之邪，无机之邪，其为病而正属虚者，总不离乎温法，此我祝氏心传也。"故此虚实夹杂之证，当予温化。方中桂枝、生姜辛温，温阳散寒，以助气血运行；藿苏梗，辛香温通，理气止痛；合二陈、平胃散理气健脾和中；再加行气之大腹皮、杏仁，宣上利下，通行气血水湿。诸药配伍，共奏温阳行滞之功。二诊时前方药证相符，中满腹痛俱瘥，水湿渐化，但正气尚未全复，水湿未清，脉象由濡迟变为缓象，苔仍有白腻。则再添乌附子温补命门，加强其温化之力。三诊时患者腹痛虽瘥，又添失眠，脉细迟，皆为阳气尚虚，阳不入阴，阴阳不调所致。继用前方加减之后，祝氏用附子与生龙齿，以温潜助阳，阳中求阴；配酸枣仁、茯神，温补阴血，养心安神。诸药相合，共行温潜安神，交通心肾之效。

案 4　痞证案

陈女士

一诊　3 月 28 日。

症状：腹部胀硬如卵，时现时隐，寐少，脉虚细。

病理：阳虚气滞。

病名：痞。

治法：当与温化。

处方：牡蛎 60g　水灸南星 12g　大腹皮 12g　附子 15g（先煎）　制香附 9g
北柴胡 4.5g　姜夏 18g　官桂 6g　灵磁石 15g（先煎）　生姜 9g

【赏析】

痞证有虚实之分。仲景在《金匮要略·腹满寒疝宿食病篇》有云："腹满时减，复如故，此为寒，当与温药。"后世医家在仲景对腹满的认识下进一步补充其虚实寒热，如《本经疏证·卷三》云："胀满而按之痛者为实，不痛者为虚；胀满而时能减者为寒，不减者为热。"本案证属阳虚气滞之虚痞。由于中阳不足，脾胃虚寒，运化失常，造成气机不畅，出现腹部胀硬；寒气，得阳则散，得阴则聚，故腹部胀硬时现时隐；中焦脾胃亏虚，气血生化无源，则寐少、脉虚细。祝氏治疗亦遵循仲景"当与温药"之法，方用附子、官桂、生姜以温阳散寒，推动气血运行；柴胡、香附入肝经，疏肝行气，以助脾运，配大腹皮更增利水消滞之功；南星、姜半夏化痰消积；针对阴阳失调，阳不入阴之不寐，祝氏喜用温潜之附子与磁石、牡蛎相配，温潜助阳，调和阴阳。全方融汇温阳、疏肝、化痰、行气、利水等法，消补兼施，共奏其功。

案 5　脾虚中寒案

祝女士

一诊　1 月 13 日。

症状：胸闷纳呆，苔滑中黑，脉息沉缓。

病理：中寒水聚，脾运不良，气机郁滞。

病名：脾虚中寒。

治法：当与温化。

处方：藿梗 9g　黄郁金 9g　茅术 15g　淡干姜 6g　姜半夏 24g　带皮苓 15g 大腹皮 12g　制川朴 6g　白蔻仁 6g（后下）　麦芽 15g

【赏析】

祝氏认为本案胸闷纳呆由水聚气滞而成。中阳脾虚，则运化失职，难以正常化湿行气，故见苔滑中黑；后天脾土气血生化无源，气血运行迟滞，故见脉息沉缓。治疗依然用温潜淡化法。方中有温阳化湿之干姜，芳香化湿之藿梗，淡渗利湿之带皮苓，燥湿健脾之姜半夏、茅术，行气化湿之大腹皮、川朴、白蔻仁，麦芽健脾消食。诸药配伍，则气行湿化。

案 6　心脾两虚案

沈少灵，小沙渡路。

一诊　1 月 23 日。

症状：肢浮便溏，溲少，脉虚缓，苔剥，食后腹痛。

病理：阳气不足，心脾两虚。

病名：心脾两虚。

治法：再与扶阳强心，兼培脾胃。

处方：生西芪 12g　酸枣仁 18g（打，先煎）　带皮砂仁 9g　黄附子 5g（先煎）白术 15g　安桂 1.5g（后下）　朱茯神 15g　姜半夏 12g　灵磁石 45g（先煎）　胡芦巴 9g　淡干姜 6g　大腹皮 9g

【赏析】

《内经》云："诸湿肿满，皆属于脾"。心主血脉，血行脉中，血水同源，"血不利则为水也"。心脾两虚，脾阳虚不能运化水湿、水谷，心阳不足不能推动气血，水湿停聚体内，泛滥横溢，故见肢体浮肿、食后腹痛；水湿下趋大肠，津亏于上，则见便溏、苔剥；气化不利，则见溲少；脉虚缓，为阳气不足之候。祝氏治疗时强调温阳强心为主，喜用温潜之黄附子、安桂与磁石的同时，再加酸枣仁、茯神，以温阳强心。祝氏曾云："心脏为血液运输之枢纽，其疲劳而有衰惫之象者，枣、附以强之。"佐以健脾益气之生西芪、白术、干姜，行气化湿之砂仁、姜半夏、胡芦巴、大腹皮。全方益火培土以收全功。

案 7　脾病案

吴奶奶，哈同路 333 号。

一诊　2 月 9 日。

症状：腺肿，纳呆，中满，便溏，苔腻，脉紧。

病理：少阳三焦失化，脾运不良，水谷失化。

病名：脾病。

治法：当与温化三焦。

处方：生牡蛎 45g（先煎）　北柴胡 4.5g　西砂壳 9g　竹节白附 9g（先煎）　姜半夏 24g　黄郁金 9g　水炙南星 12g　藿梗 9g　淡干姜 6g　云茯神 18g　大腹皮 12g　苍术 12g　青皮 4.5g

二诊　2 月 11 日。

症状：胃纳稍醒，口腻溲少，脉略缓。

治法：再与前法损益。

处方：灵磁石 60g（先煎）　北柴胡 4.5g　苍术 15g　生牡蛎 45g（先煎）　水炙南星 12g　云茯神 15g　竹节白附 9g（先煎）　姜皮 24g　刺蒺藜 15g　淡干姜 9g　川桂木 4.5g　西砂壳 9g　大腹皮 12g

【赏析】

祝氏在《伤寒质难》中言："少阳为抵抗不济。少阳伤寒，人体对于伤寒之邪，其抵抗之力，持续不济，未能长相继也。"且据《素问·灵兰秘典论》所云："三焦者，决渎之官，水道出焉。"三焦为水液主要的疏通管道，即"津道之中枢"，受西方解剖医学的影响，祝氏认为三焦与西医学之淋巴系统功能相似，皆有主通调水道和血液共营循环功能。本案为少阳三焦失化造成腺肿，即淋巴肿大。此乃后天脾虚不运，禀赋不足，人体自身抵抗不济所致。水谷失化，水湿内聚，则纳呆、中满、便溏；阳虚而内寒，则脉紧。故治以柴胡和解少阳，调和淋巴系统障碍；白附与牡蛎相配，扶阳摄阴；西砂壳、姜半夏、干姜、藿梗、茅术、茯神，温阳健脾，和胃化湿；郁金、南星、大腹皮、青皮，疏肝行气。二诊后，中阳稍复，仍继用前前损益以扶阳运脾，化湿行气。

案8 宿饮案

李先生，康脱路。

一诊

症状：纳呆，呕酸，便秘，饥而不能食，脉息弦大。

病理：中阳不足，水谷不化，饮聚于中。

病名：宿饮。

治法：当与温中涤饮。

处方：生牡蛎30g（先煎） 云茯神18g 茅术15g（炒） 带皮砂仁9g 陈皮9g 姜半夏30g 良姜炭9g 生白芍15g 藿梗9g 黄附子15g（先煎） 黄郁金9g 桂木6g 麦芽15g（炒）

【赏析】

《素问·经脉别论》曰："饮入于胃，游溢精气，上输于脾，脾气散精，上归于肺，通调水道，下输膀胱，水精四布，五经并行"，水饮的生成与肺脾肾三脏关系密切。且《金匮要略·痰饮病篇》有云："病人饮水多，必暴喘满。凡食少饮多，水停心下"，故从痰饮发病来看，当首责于脾胃。中阳虚衰，脾土壅塞不行是其发病的首要环节。本案病位在中焦，胃阳衰微，水谷不运，蕴酿聚湿，倾囊上涌，则见纳呆，呕酸，饥而不能食。《金匮要略·痰饮病篇》亦云："脉偏弦者，饮也。"阳虚水停，故脉息弦大。祝氏宗仲景"病痰饮者，当以温药和之"之旨，治用温中涤饮之方。选用温脾化饮之苓桂术甘汤和燥湿和胃之平胃、二陈汤，合温肾利水之真武汤。另外，阳虚者，祝氏喜用附子与牡蛎相配，以补阳摄阴，使阳生阴长，阴阳调和。诸药相得，阳回而饮自去矣。

案 9　呕恶案

邓先生

一诊

症状：中满呕恶，间日寒热，苔白脉细。

病理：风寒相搏，客于小肠。

病名：呕恶。

治法：当与温化。

处方：北柴胡 4.5g　川桂枝 4.5g　生姜 9g　陈皮 4.5g　制川朴 3g　草果 3g

姜半夏 12g　藿梗 9g　威灵仙 9g　炒茅术 16g

二诊

症状：寒热虽作，较前减轻，苔白纳呆。

病理：少阳寒热不解。

治法：再守前法出入。

处方：生牡蛎 24g（先煎）　炒茅术 12g　草果 3g　北柴胡 6g　制川朴 3g　威

灵仙 15g　生姜 9g　仙半夏 15g　带皮苓 15g　川桂枝 4.5g

三诊

症状：寒热已减，胸腹已宽，苔白脉紧。

病理：少阳枢机渐达，而虚寒仍盛，脾肾阳虚。

治法：再与温化。

处方：川桂枝 4.5g　生牡蛎 24g　炒茅术 12g　乌附子 9g（先煎）　北柴胡

4.5g　姜半夏 15g　草果 12g　大腹皮 9g　陈皮 4.5g　生姜 9g

四诊

症状：纳增脉和。

病理：正气渐调，体质虚寒。

治法：再与温养。

处方：乌附子 9g（先煎）　姜半夏 12g　川桂枝 3g　炒白术 12g　炒西芪 9g　西砂仁 4.5g　生谷芽 15g　朱茯神 12g　炒白芍 9g　陈皮 4.5g

【赏析】

本案为邪犯少阳，影响中焦脾胃运化，症见中满呕恶，间日寒热，苔白脉细。《伤寒论》第97条曰："血弱气尽，腠理开，邪气因入，与正气相争，结于胁下，正邪纷争，往来寒热，休作有时。"祝氏在《伤寒质难》亦云："少阳之为病，抗能时续时断，邪机屡进屡退，抵抗之力未能长相继也"，以中西医结合的角度，说明少阳病为抵抗不济。病在半表半里，正邪相争，则往来寒热；积滞于中焦，气机失常，则中满呕恶；苔白脉细为虚寒之象。治当温化为主。方中柴胡可宣畅气血，为少阳和解去障之专药；佐以桂枝，可开少阳微结；藿梗、草果、威灵仙，辛温，化湿和中；川朴、陈皮、茅术，行气除满；合小半夏汤，以和胃降逆止呕。诸药合用，调和气血，振奋阳气。二诊时，症状缓解，说明药证相得，故继守原方加温潜之牡蛎，扶助正气，调和阴阳。三诊时，仍有脾肾阳虚之症，故在原方之上，加乌附子以增温阳补肾之力。药后纳增脉和，正气渐调，邪气尽去，少阳枢机渐达，故去柴胡、草果、大腹皮等药，变以扶正固本之温养为主。方中乌附子、桂枝，温肾助阳；西芪、白术、白芍，甘温益气健脾；半夏、砂仁、陈皮、茯神、谷芽，理气和胃。

案 10　胃肠障碍案

傅宝宝，威斯路。

一诊　3月20日。

症状：吐利交作，肌热，苔白脉沉细。

病理：暴寒外干，中阳不足，营卫失调。

病名：胃肠障碍。

治法：当与温中和表。

处方：黄附子 15g（先煎）　带皮苓 15g　川羌活 6g　漂苍术 12g　炒泽泻 6g　半夏 12g　大腹皮 9g　川桂枝 6g　陈皮 6g　藿梗 6g　生姜 6g

【赏析】

本案为外感风寒兼有脾胃不和。外邪内干，气机升降失司，则见吐利交作；营卫失调，正邪激争，则见肌热；素有中阳不足，气血亏虚，则脉沉细。祝氏认为此证当首责于中阳虚损，故治疗以黄附子、生姜，温阳散寒，扶正祛邪。针对表寒，用桂枝、羌活散寒解表，与生姜相配亦能调和营卫。半夏、生姜温中降逆止呕；大腹皮、藿梗理气化湿和中；带皮苓、漂苍术、泽泻健脾利湿止利。诸药配伍，温阳和表，达到解表顾正之效。

案 11　呃逆案

连先生，中年，山东路。

一诊

症状：呃逆不已，苔腻，纳呆，溲赤，便溏，脉息虚细。

病理：表虽解而中阳大伤，三焦失化，胃气上逆，肾不摄纳。

病名：呃逆。

治法：扶阳强心，降逆摄肾。

处方：金黄附子 24g（先煎）　云茯神 18g　酸枣仁 24g　姜半夏 18g　炒苍术 15g　丁香 2.1g（后入）　柿蒂 9 枚　淡干姜 9g　黑锡丹 15g（先煎）　大腹皮 12g　仙灵脾 12g　上安桂 4.5g（后入）

二诊

症状：呃逆稍减，腻苔略化。

治法：再与温中降逆。

处方：金黄附子 30g（先煎）　姜半夏 18g　云茯神 18g　酸枣仁 24g（打，先煎）　炒苍术 12g　淡干姜 9g　灵磁石 30g（先煎）　黑锡丹 15g（先煎）　仙灵脾 12g　柿蒂 7 枚　上安桂 4.5g（后入）　丁香 2.1g（后入）　制川朴 4.5g

三诊

症状：呃逆止，苔白腻，脉虚缓。

病理：中阳未复，湿邪尚盛。

治法：再与扶阳和中。

处方：灵磁石60g（先煎）　金黄附子30g（先煎）　云茯神18g　酸枣仁24g（打，先煎）　姜半夏18g　炒茅术15g　仙灵脾12g　黑锡丹15g（先煎）　淡干姜9g　川桂木6g　大腹皮12g

【赏析】

呃逆最早病名为"哕"，《素问·宣明五气》记载"胃为气逆，为哕"，提出了其病机为胃气上逆。祝氏认为患者前有外感表证，予解表祛邪后，损伤中阳，使胃气上逆，运化失司，则呃逆不已，纳呆；中阳大伤，三焦失化，水湿内生，则苔腻，溲赤，便溏，脉息虚细。常法应降逆为主，故方用半夏、丁香、柿蒂，降逆下气；干姜、茅术、大腹皮，温中健脾，行气利湿。《伤寒论·平脉法》云："三焦不归其部，上焦不归者，噫而酢吞。"《医方考》曰："下焦呃逆其声长，虚邪相搏也。"可见此病位虽在中焦脾胃，亦与上、下二焦密切相关。故祝氏用附子、酸枣仁，以扶阳强心，温化上焦；审后文亦有不寐症状，再加枣附与茯神相配，养心安神；以附子、安桂、黑锡丹、仙灵脾温补肾阳，震摄冲气。全方温化三焦，使清升浊降，二、三诊继守前方，再与磁石潜镇，则呃逆自止。

四诊

症状：呃止，苔仍腻，已得寐，脉虚缓。

病理：中阳渐复，寒湿尚盛。

处方：灵磁石30g（先煎）　金黄附子30g（先煎）　酸枣仁24g（打，先煎）　胡芦巴12g　巴戟天18g（后下）　炒茅术15g　淡干姜6g　大腹皮12g　炙苏子9g　云茯神18g　仙灵脾12g　姜半夏18g　西砂壳6g

五诊

症状：黑苔已化，溲长纳醒，头晕，脉缓。

治法：再与潜降理脾，兼扶阳气。

处方：灵磁石30g（先煎）　金黄附子30g（先煎）　酸枣仁24g（打，先煎）　胡芦巴12g　炒茅术15g　巴戟天18g（后入）　姜半夏15g　淡干姜9g　炙苏子9g　云茯神18g　仙灵脾12g　明天麻6g　大腹皮12g

【赏析】

四诊呃逆已止，阳气渐复，故在前方基础上去黑锡丹、减磁石，以减轻潜镇之力。但寒湿尚存，则加苏子、西砂壳，散寒化痰。五诊时，小便由初时溲赤变为溲长，此乃补肾助阳，温化三焦后，三焦气化渐复，水道通畅，故黑苔已化，纳食正常。但仍有头晕症状，再与前方加天麻温潜降逆，三焦兼顾，升降和顺，则诸症即失。

案 12 泄泻案

施先生，中年，忆定盘路。

一诊

症状：痢后泄泻不已，完谷不化，自汗，腹鸣，溲少，苔腻，脉息虚大。

病理：痢后脾肾两虚，消化不良，肾关失固。

病名：泄泻。

治法：当与扶阳益气，兼固脾肾。

处方：生西芪 15g　姜半夏 15g　仙灵脾 12g　炒白术 15g　补骨脂 18g　云茯神 18g　漂苍术 12g　肉豆蔻 9g　炒泽泻 9g　黄附子 12g（先煎）诃子肉 9g　川桂木 6g　煨益智 12g

二诊

症状：食物已化，泄泻未已，自汗溲少，脉仍虚大。

病理：心力稍佳，脾肾阳仍未复。

治法：再与前法损益。

处方：灵磁石 45g（先煎）补骨脂 18g　生西芪 15g　云茯神 24g　黄厚附子 24g（先煎）肉豆蔻 9g　漂苍术 18g　姜半夏 15g　煨益智 12g　菟丝饼 18g　仙灵脾 12g　赤石脂 24g　炮姜炭 9g　桂木 9g

三诊

症状：泄泻止，腻苔已化，脉息虚缓。

病理：脾运渐复，肾气能纳。

治法：再与温培三阴，兼以潜阳之品。

处方：灵磁石 60g（先煎）　仙灵脾 12g　菟丝饼 18g　朱茯神 24g　生龙齿 45g（先煎）　生西芪 12g　生苍术 18g　酸枣仁 24g（打先煎）　补骨脂 18g　黄厚附子 24g（先煎）　巴戟天 24g　带皮砂仁 9g　炮姜 9g

【赏析】

《景岳全书》曰："泄泻之本，无不由于脾胃"，且"肾为胃之关，开窍于二阴，所以二便之开闭，皆肾脏之所主"。本案患者久痢之后伤及中阳，中阳式微，寒浊内生，阴寒下沉损及肾气，固摄无权而致泄泻不已、溲少；脾阳不足，水谷不运，则完谷不化、腹鸣、苔腻；脾肾阳虚，腠理不密，则自汗、脉息虚大。祝氏治以扶阳益气为主，药用西芪、桂木；再合真人养脏汤加味温补脾肾。方中半夏、白术、茯神、苍术、泽泻，温阳健脾，使中阳复，水湿运；黄附子、仙灵脾、补骨脂、肉豆蔻、诃子肉、煨益智，温补肾阳，涩肠止泄，并能温煦中焦。二诊药后，水谷运化渐复，但脾肾阳虚一剂难愈，泄泻、自汗、溲少仍见，祝氏守原方并加磁石、菟丝饼、赤石脂，更增其温肾潜摄之力，匡扶正气。三诊泄泻已止，水湿得化，脉息虚缓，说明辨证精当，前法疗效显著。后期以潜阳养阴为主，加生龙齿、酸枣仁。恐久服辛温之药耗伤阴液，去肉豆蔻、诃子肉、煨益智，以调整阴阳，使"阴平阳秘"。

四诊

症状：泄泻止而复作，腻苔已化，纳谷尚少，脉息迟大。

病理：下焦阳化，脾不约而肾不纳。

治法：再与扶阳固肾益脾为主。

处方：灵磁石 60g（先煎）　川桂木 6g　菟丝饼 18g　酸枣仁 24g（打，先煎）　生龙齿 30g（先煎）　生於术 18g　肉豆蔻 12g　黄厚附子 24g（先煎）　朱茯神 24g　益智仁 12g　补骨脂 24g　仙灵脾 12g　炒泽泻 9g　炮姜 9g

五诊

症状：泄泻止，纳醒，得寐，腻苔略化，脉息虚缓，右关略大。

病理：肾气渐固，虚阳亦潜。

治法：再与扶阳强心，兼固脾肾。

处方：灵磁石 60g（先煎）　朱茯神 24g　补骨脂 24g　生龙齿 75g（先煎）　酸枣仁 24g（打，先煎）　肉豆蔻 12g　黄厚附子 24g（先煎）　生於术 18g　仙灵脾 12g　巴戟天 24g　炒泽泻 9g　炮姜 9g　胡芦巴 12g

六诊

症状：纳醒寐安，便溏，腹满痛，脉息缓大。

病理：下元不足，脾运未复。

治法：再与前法损益。

处方：灵磁石 60g（先煎）　朱茯神 24g　淡吴萸 9g　青龙齿 30g　酸枣仁 30g（打，先煎）　广木香 4.5g　黄厚附子 24g（先煎）　炒茅术 18g　肉豆蔻 9g　仙灵脾 12g　补骨脂 24g　川桂木 9g　炮姜 9g

七诊

症状：纳醒，便结，腹痛亦瘥，气少力乏，脉息沉迟。

治法：再与扶阳益气，兼固脾肾。

处方：灵磁石 60（先煎）　补骨脂 24g　巴戟天 18g　青龙齿 45g　菟丝饼 18g　仙灵脾 12g　黄厚附子 24g（先煎）　川杜仲 15g　炒茅术 15g　云茯神 24g　酸枣仁 24g（打，先煎）　炮姜 9g　大腹皮 12g

八诊

症状：诸恙渐瘥，泄少力乏，脉息迟大。

病理：气血两虚，心肾不足。

治法：再与温养心脾，兼益肾气。

处方：灵磁石 60g（先煎）　生西芪 15g　仙灵脾 12g　青龙齿 45g（先煎）　补骨脂 18g　炒茅术 15g　黄厚附子 24g（先煎）　菟丝饼 18g　云茯神 24g　酸枣仁 24g（打，先煎）　姜半夏 15g　西砂壳 9g　炮姜 9g

【赏析】

四诊时，病情有所反复，故再予扶阳固肾益脾为主，复加桂木、肉豆蔻、益智仁温阳止泻。五、六、七、八诊时诸症渐瘥，继守原方加味巩固治疗，则泄泻即失。

案 13 泄泻失眠案

毕先生，卡尔登路 501 号。

一诊 1月13日。

症状：泄泻未已，眠不安，脉细迟。

病名：泄泻失眠。

治法：再与扶阳理脾。

处方：黄附子（先煎）24g 上安桂 4.5g（后下） 酸枣仁 30g 灵磁石 60g 白术 18g（土炒） 菟丝饼 15g 补骨脂 15g 云茯神 18g 带皮砂仁 9g 炮姜 12g 四神丸 12g

【赏析】

本案患者泄泻兼失眠，为脾肾阳虚，气血失和，阳不入阴所致。治宜用四神丸、黄附子、安桂、菟丝饼、补骨脂，温肾暖脾，涩肠止泻。附子与磁石配伍，温潜助阳，加酸枣仁养心安神，是祝氏常用治疗不寐基础方。合白术、茯神、砂仁、炮姜，温中健脾化湿共为佐使。全方共奏交通心肾，调和阴阳作用。

案 14 阳虚便秘案

唐先生，中年，威海卫路。

五诊 3月27日。

症状：脉证如前。

病名：便秘。

治法：再与温导。

处方：生附子 18g（先煎 2 小时） 炒苍术 15g 陈薤白 12g 官桂 9g（后入） 良姜炭 9g 带皮槟榔 15g 姜夏 30g 全瓜蒌 15g（打） 备急丸 1.5g（分 3 包）

【赏析】

便秘辨治应首分虚实。本案五诊前内容缺失，但观本案方药皆为温导之品，以方测证当属阳虚便秘。《素问·至真要大论》有云："大便难……病本于肾"。《景岳全书》亦有记载："凡下焦阳虚，则阳气不行，阳气不行，则不能传送，而阴凝于下，此阳虚而阴结也。"阳虚便秘之根在于肾。肾司二便，肾阳亏虚，火不暖土，则大肠传导无力而久秘。故祝氏以温阳通便为主，用生附子、官桂，温补元阳；合备急丸泻下通便；遣以苍术、良姜炭健脾温阳；薤白、姜夏辛开助阳；槟榔、全瓜蒌疏泄气机。祝氏在此强调便秘需分清寒热虚实，若病程较长之久秘多为阳虚所致，治疗宜温导为主。

案 15　冷积便秘案

*陈某，年已 70 余，饮食起居正常，惟大便经常结燥不通，3~5 天 1 次，或 1 周 1 次，通泻润便之药，初尚有效，以后毫无效用，终日为便秘所苦恼。经友人介绍请祝师诊治。按其脉沉缓，察舌苔淡白，诊为属于冷秘之疾。如用攻泻滋润之品以治之，实南辕北辙，诛伐无过。处方：半硫丸 50g，每天 9g。服 3 天，大便通畅。以后便秘时即日服 9g，从此宿疾得愈。祝师治老年习惯性便秘极多，大都用此法而获愈。

【赏析】

本案患者年岁已高，命门火衰，气化失常，肠道传送无力，津亏肠燥，故而大便常结燥不通，此乃津血亏虚之证。《景岳全书·秘结》："阳结者，邪有余，宜攻宜泻者也；阴结者，正不足，宜补宜滋者也。知斯二者，即知秘结之纲领矣。"且患者既有舌苔淡白，脉沉缓等阳气衰微，阴寒内结之情，若再长期误用攻泻之品，更伤其阳，故治以温导为主。方选半硫丸，《温病条辨》评价此方："湿阻无形之气，气既伤而且阻，非温补真阳不可，硫黄热而不燥，能疏利大肠，半夏能入阴。燥胜湿，辛下气，温开郁，三焦通而二便利矣。"全方温肾逐寒，通阳开秘，取补中有通之意。

案 16　便溏案

李太太，贝勒路（无一诊）。

二诊

症状：苔灰润，便溏、脉细缓。

病理：阳虚中湿。

病名：便溏。

治法：再与扶阳益脾。

处方：灵磁石 60g（先煎）　姜半夏 24g　大腹皮 12g　生龙齿 30g（先煎）　茅术 15g　制川朴 15g　黄附子 24g（先煎）　带皮苓 18g　槐角炭 12g　桑寄生 15g　陈艾炭 9g　带皮砂仁 9g

【赏析】

祝氏认为该病属"便溏"范畴，病机为阳虚中湿，虚实夹杂。中阳不足，运化无权，水湿内生，气机升降失常，则出现苔灰润，脉细缓。治宜温阳健脾以扶正，行气除湿以祛邪。祝氏用附子与磁石、龙齿，温潜心肾，壮阳固正，再与桑寄生相配，加强温补肾阳之功，体现了祝氏以阳固正的核心思想。半夏、茅术、带皮苓健脾温中；大腹皮、制川朴、砂仁行气调中利湿；槐角炭、陈艾炭收涩止泻。全方攻补兼施，重在扶阳益脾，匡扶正气以使疾病痊愈。

案 17　脾约案

刘先生，洋衣街。

一诊　3 月 25 日。

症状：胸闷，便秘，气促，肤痒，脉浮弦。

病理：中阳不足，三焦失化，脾约湿阻。

病名：脾约。

治法：当与温导。

处方：白杏仁 15g（打）　大腹皮 12g　油当归 9g　姜半夏 15g　黄附子 15g（先煎）　藿梗 9g　炒茅术 15g　生白芍 15g　黄郁金 9g　炒麦芽 15g　焦枳实 9g

【赏析】

"脾约病"首见于《伤寒论》第 179 条："太阳阳明者，脾约是也。"247 条亦云:"跌阳脉浮而涩,浮则胃气强,涩则小便数,浮涩相搏,大便则坚,其脾为约,麻子仁丸主之。"历代医家对脾约病理解不一,此案祝氏重点强调"约"字,为约束之意。中阳不足,脾之输布津液功能受约束,即成无己所言"脾不能为胃行其津液",肠道失润,则见便秘;中阳亏虚,三焦失化,阴寒水湿乘虚而上,气机闭塞,故见胸闷、气促;气血亏虚,血不养肤,则见皮肤瘙痒。根据病机祝氏在麻子仁丸基础上进行化裁,强调以温导行气为主,故去寒凉峻下之大黄,加黄附子,以振奋阳气,使"气足则机能旺盛,阳和则抗力滋生"。方中白杏仁降气润肠,枳实行气消痞,二药配伍宣通上下气机;加藿梗、半夏、郁金理气化湿;茅术、麦芽健脾和胃;当归、白芍滋补阴血以止痒。药证相合,脾约可愈。

案18 伤食案

沈宝宝,贝勒路。

一诊

症状:腹痛泻,脉纹红细。

病理:食伤肠胃,复受寒气。

病名:食伤。

治法:当与理中。

处方:白术 9g 山楂炭 4.5g 带皮苓 9g 大腹皮 15g 防风 3g 泽泻 6g 桂木 3g 陈艾叶 3g 炮姜 3g 赤沙糖一匙调服

【赏析】

《幼幼集成·泄泻证治》云:"夫泄泻之本,无不由于脾胃……若饮食失节,寒温不调,以致脾胃受伤,则水反为湿,谷反为滞,精华之气不能输化,乃致合污下降,而泄泻作矣。"小儿脏腑娇嫩,形气未充,脾胃运化功能尚未健全,故易伤于食。本案患者食积兼外感,症见腹痛泻,脉纹红细。祝氏治以理中解表为主。方用白术、带皮苓健脾利湿;与大腹皮、泽泻,利小便实大便;山楂炭健脾消食;陈艾叶、炮姜温中止痛;防风、桂木散寒解表。小儿喜食甘甜,可加赤沙糖补益中焦。祝氏喜用温热之品,对于儿科疾病,强调"即使小儿系纯阳之体,须加以爱护，不能以凉药伤之"。

案 19 湿浊内蕴，风寒外束滞下案

李女士

一诊 1939 年 8 月 2 日。

症状：发热，头痛，体酸，腹痛，滞下，苔腻，脉弦细。

病理：湿浊内蕴，风寒外束，营卫不和，三焦失化。

病名：滞下。

治法：当与辛开温导。

处方：川羌活 6g 大腹皮 12g 制草乌 6g 酒大黄 4.5g 广香薷 3g 漂苍术 15g 山楂炭 9g 广木香 4.5g 白杏仁 12g 姜半夏 15g 莱菔子 9g 生姜 9g

二诊 8 月 3 日。

症状：肌热汗出较平，滞下略爽，腹痛，苔腻，脉息转缓。

病理：表气较和，内邪未清。

治法：再与辛开。

处方：上方去香薷、莱菔子、生姜，加鲜藿香 9g、淡干姜 6g、陈薤白 9g、桔梗 9g、姜汁炒酒川连 1.5g。

【赏析】

"滞下"病名在《小品方》中首次提及，并指出病机为"肠胃中实，始滞下"。《寿世保元·卷三·痢疾》谓："痢者，古之滞下是也。多由感受风寒暑湿之气，及饮食不节，有伤脾胃，宿积郁结而成者也。"古代文献中亦有称为"肠澼""大瘕泄""下利""下痢""热痢"等。本案患者伤于夏月暑湿，脾胃受损，饮食积滞，则见腹痛滞下；又兼外感风寒，出现发热、头痛。祝氏根据《医门法律·卷五·痢疾门》所言："外感一气之热而成下痢，其必从外而出之，故下痢必从汗，先解其外，后调其内。"在表者发之，故方中用羌活、生姜、香薷解表疏邪；制草乌、姜半夏辛温散寒，温补中阳。针对食滞交阻于阳明肠腑，次调其内，故用酒大黄、莱菔子、山楂炭消积导滞；大腹皮、漂苍术、白杏仁、广木香通利气机。诸药合

用，辛开导滞，解其外而畅其内。二诊表证已缓，内邪未清，滞下略爽，腹痛仍存。祝氏在前方基础上稍有调整，加重辛温宣通之药，以调畅其内。

三诊　8月4日。

症状：肌热已平，腹痛滞下未瘥，苔腻，胸痞，脉息虚缓。

病理：表已和，正虚内邪未除。

治法：再与扶正导滞。

处方：黄附子 15g（先煎）　酸枣仁 30g　淡苁蓉 12g　广木香 4.5g　炮姜炭 9g　灵磁石 45g（先煎）　姜半夏 24g　莱菔子 15g　陈薤白 15g　朱茯神 18g　黄郁金 6g　山楂炭 9g　炒茅术 15g

【赏析】

前法重心在解表疏邪，而三诊之后表证已和，但因久痢伤正，气血未复，故仍有胸痞、脉虚缓。治当扶正助阳为主。祝氏用黄附子、磁石温潜阳气，助正御邪；酸枣仁与附子配伍强心，加朱茯神养心安神；广木香、炒茅术行气化湿；陈薤白、姜半夏通阳行气以解胸痞；淡苁蓉、炮姜炭以助附、磁温补脾肾，潜阳顾元；莱菔子、山楂炭健脾消食。

四诊　8月6日。

症状：滞下渐瘥，苔浊，中满，寐不安，脉沉缓。

病理：胃气不和，饮邪格拒。

治法：再与潜阳和中。

处方：黄附子 18g（先煎）　灵磁石 60g（先煎）　生龙齿 45g（先煎）　生牡蛎 45g（先煎）　姜半夏 15g　云茯神 18g　补骨脂 15g　炒茅术 15g　覆盆子 12g　炒莱菔子 9g　大腹皮 12g　山楂炭 9g　炮姜炭 9g

五诊　8月8日。

症状：滞下已瘥，苔化，寐稍安，脉沉缓。

治法：再与前法损益。

处方：黄附子 24g（先煎）　灵磁石 60g（先煎）　生龙齿 45g（先煎）　姜半夏 24g（先煎）　云茯神 18g　炒茅术 15g　巴戟天 18g　仙灵脾 12g　大腹皮 12g　胡芦巴 12g　藿梗 9g　制川朴 6g　生姜 12g

六诊　8月10日。

症状：胃纳见苏，溲少，脉沉缓。

治法：再与温潜淡化。

处方：上方去胡芦巴、川朴，加酸枣仁24g、炒麦芽15g，苍术改於术，半夏改为15g。

七诊　8月12日。

处方：上方加紫石英30g、生首乌15g、淡干姜6g。

【赏析】

四诊之后，滞下渐去，但仍有胃气不和，饮邪格拒之苔浊、中满、不寐之象。祝氏改用潜阳和中之法。附子、磁石、龙齿、牡蛎为祝氏常用温潜药物组合，扶阳以匡复正气；加之茯神同用，潜镇安神；合补骨脂、覆盆子、炮姜炭，加强温补脾肾之功；半夏、苍术健脾燥湿；莱菔子、大腹皮、山楂炭消食除积。五诊滞下已除，药证合拍，但仍应顾阳护正为主，故守前方去消积导滞之品，再加温阳补肾之巴戟天、仙灵脾、胡芦巴以助阳化湿，恢复正气。六、七诊各随症加味，但治法不离温潜。从本案可见，祝氏思路清晰，审病求因，紧扣病情变化，随证用药。表里同病时，先以解表为主辅以行气导滞，而后病情渐缓，续用以温潜和中为主，顾护正气。体现祝氏以"匡扶其自然疗能，控制其疾病"的主导思想。

案20　下虚中寒滞下案

邹先生

一诊

症状：腹如寒侵，痛下不爽，欲作滞象，脉细濡。

病理：下虚中寒。

病名：滞下。

治法：当与温通。

处方：制川乌15g（先煎）　淡干姜9g　川羌活6g　漂苍术15g　生大黄6g（后下）　大腹皮12g　川桂枝6g　广木香4.5g

二诊

症状：痛下瘥，脉息细迟。

治法：再与前法损益。

处方：制川乌 15g（先煎）　川桂枝 6g　大腹皮 3g　漂苍术 15g　生谷芽 15g 陈艾绒 4.5g　酒大黄 3g　淡干姜 9g　广木香 4.5g　仙半夏 12g

【赏析】

本案患者脾肾素虚，复受寒侵，寒凝则腹痛；寒湿交阻，凝滞肠间，气血湿浊互相胶结则滞下；脉细濡乃脾肾阳虚，寒湿内盛之征。祝氏据其病机，首选温通之法，用制川乌、淡干姜、川桂枝温中助阳，散寒除湿；以川羌活燥湿升阳；漂苍术、大腹皮、广木香健脾宽中，理气除湿。祝氏温通之法，源于《内经》"寒者热之""实则通之"，方中川乌温阳配大黄攻下，即是祝氏的独特经验。川乌温中散寒，燥湿止痛，配大黄攻积导滞，两者配合，成为温中导滞的主药。这也体现出祝氏用药的独具匠心，盖大黄"迅速善走，直达下焦，荡涤积垢"之力甚强，虑其"味大苦，最易伤胃"（《本草正义》）之弊，祝氏以川乌配大黄，寒热并用，扬长避短，相得益彰。一诊后痛下瘥即是明证，继守原法原方而获全效。当然温通之法并非适用所有痢疾证型，祝氏认为它主要针对虚实夹杂的寒湿痢，可达到虚实兼顾，扶正祛邪的作用。

案 21　中虚兼表滞下案

王宝宝

一诊

症状：滞下已近旬日，肌热未清，腹痛后重，苔白腻，脉虚细。

病名：滞下。

治法：当与温中和表。

处方：川羌活 3g　制川乌 6g（先煎）　淡干姜 6g　漂苍术 12g　莱菔子 6g 大腹皮 9g　酒大黄 3g　白杏仁 6g　川桂枝 6g　广木香 6g

二诊

症状：口干欲热，腹痛后重，脉仍虚细。

病理：中阳伤而未复。

处方：黄厚附 9g（先煎） 淡干姜 6g 广木香 9g 仙半夏 15g 漂苍术 6g 粉葛根 4.5g 淡吴萸 6g 护肠血炭 15g 陈皮 6g 生谷芽 15g 大腹皮 9g

三诊

症状：滞下腹痛稍瘥，脉息虚细。

病理：气阳两衰。

治法：再与温中理脾。

处方：黄厚附 9g（先煎） 淡干姜 6g 大腹皮 16g 炒党参 9g 淡苁蓉 6g 仙半夏 16g 带皮苓 15g 漂苍术 12g 巴戟天 12g 川桂枝 6g 生谷芽 15g

四诊

症状：腹痛瘥，下痢爽，脉息虚缓。

治法：再与扶阳理脾。

处方：炒潞党参 6g 淡苁蓉 6g 西砂仁 6g 黄厚附 15g（先煎） 巴戟天 9g 淡干姜 6g 生谷芽 12g 漂苍术 12g 补骨脂 9g 大腹皮 12g

五诊

症状：眠食俱安，腹泻未已，脉息虚细。

治法：再与前法损益。

处方：炒潞党参 6g 补骨脂 12g 大腹皮 9g 香谷芽 12g 黄厚附 15g（先煎） 淡干姜 6g 西砂仁 6g 肉桂 2.4g 炒白术 12g 仙半夏 9g 巴戟天 12g

【赏析】

本案患者苔白腻，脉虚细是脾肾阳虚，寒湿内停所致；肌热未清，是表邪外束，阳气被遏，正邪相争之故。祝氏据其病机，采用温中和表之法，首选川羌活解表通阳，领邪外出；再以附子、干姜、桂枝温脾扶阳，伍以苍术、腹皮、半夏、陈皮等健脾化湿行气。二诊虽见口干欲热，貌似热象，然脉仍虚细，辨证当是脾肾阳虚，气化无力，津不上承所致，尤以脾阳虚为主，故主方不移，随症加减。

患者三诊时，眠食俱安，但前方中并未用安神药，实乃脾阳振，中州和，浮阳得以下潜之故，故继守原方加减，终获全效。祝氏温中和表法，实源于《内经》："阳气者，若天与日，失其所，则折寿而不彰""邪之所凑，其气必虚"。他强调"抗力之消长，阳气实主持之。阳气者，抗力之枢纽也""气足则抗能旺盛，阳和则抗力滋生"，所以治疗当以保持阳气为要务。且治外感，祝氏主张扶正用附子，而不主张用参，因伤寒邪机在表，邪毒以外泄为宜，然"人参固表，阻塞其邪机发泄之路""是乃拂逆其自然之疗能也，故伤寒而正气虚者，宁用附子而不用人参，以附子走而人参守也"。本案也体现了他用药的独具匠心，以附子峻补阳气，温阳以驱邪。祝氏认为温中和表法主要针对的是脾肾阳虚而复感寒邪的滞下证，温补中阳的药物与解表之品配合，温健中州，散寒解表，有鼓阳而祛邪达表的作用，达到表里同治的效果。

案 22　寒邪外感下痢案

王太太

一诊

症状：腹痛下痢，不爽，脉息濡细。

病理：寒邪外感。

病名：下痢。

治法：与温导。

处方：制川乌 15g（先煎）　淡干姜 3g　陈薤白 9g　漂苍术 15g　广木香 4.5g 带皮槟榔 9g　川羌活 4.5g　川桂枝 9g　酒大黄 4.5g　姜半夏 15g

二诊

症状：滞下稍瘥，脉仍濡细。

病理：表解热平。

治法：再与温中行滞。

处方：制川乌 15g（先煎）　淡干姜 12g　玉桔梗 9g　漂苍术 15g　酒大黄 3g　姜半夏 15g　广木香 4.5g　川桂枝 6g　制川朴 4.5g

三诊

症状：滞下瘥，中满泛恶，月事淋漓，脉息虚细。

治法：再与温调脾肾。

处方：制川乌 15g（先煎）　漂苍术 15g　朱茯神 12g　活磁石 45g（先煎）巴戟天 18g　淡干姜 12g　大腹皮 12g　生谷芽 15g　川杜仲 15g　姜半夏 24g　广木香 16g

四诊

症状：身热起伏，舌黑泛恶，脉虚紧。

病理：略受寒侵，营卫失调。

治法：再与调和营卫。

处方：炙麻黄 15g　川桂枝 3g　远志 2.4g　白杏仁 9g　生白芍 9g　灵磁石 15g（先煎）　陈皮 4.5g　仙半夏 9g　乌附子 6g（先煎）　生姜 9g.

五诊

症状：身热平，脉息渐和，头部尚微热，苔仍黑腻，作恶。

病理：中焦遏阻。

治法：再与益阳和中。

处方：乌附子 9g（先煎）　生龙齿 18g（先煎）　白杏仁 9g　生姜 9g　仙半夏 9g　白苏子 4.5g　制川朴 3g　炒六曲 6g　灵磁石 18g（先煎）　带皮苓 16g　远志 2.4g

六诊

症状：脉静身凉，黑苔渐化，唇干溲少。

病理：津液未复。

治法：仍当温中和胃。

处方：乌附子 9g（先煎）　仙半夏 9g　生龙齿 18g（先煎）　茯苓 16g　福泽泻 16g　生牡蛎 18g（先煎）　焦谷芽 16g　生白术 9g　川桂枝 3g　陈皮 4.5g

七诊

症状：溲浊苔腻，咳嗽不爽。

病理：肺胃未和。

治法：再与温调。

处方：生白芍 9g　制川朴 4.5g　生白术 9g　云茯苓 16g　炙苏子 3g　陈皮 4.5g　生姜 9g　仙半夏 9g　乌附子 9g（先煎）　生谷芽 16g

【赏析】

下痢也是痢疾的古称，首见于《肘后备急方》。本案患者脉象濡细，下痢不爽为寒湿伤中，中阳受阻，积滞内停，气血凝涩所致；气机阻滞，不通则腹痛。祝氏采用温中导滞之法，用制川乌温中散寒，燥湿止痛，配以酒大黄攻积导滞，两药相配，乃祝氏之独特经验。再加淡干姜、广木香、姜半夏、桂枝、陈薤白、制川朴等温中、燥湿、升阳、行气，其效甚捷，待滞下瘥后，减去酒大黄，转而温调而收功。四诊身热起伏，是复感寒侵所致，加麻黄发汗，附子温阳。这是祝氏自创，异于他医的独特解表大法，实是对《内经》中"正气存内，邪不可干"的发展，将表机的开合与正气的盛衰有机结合，指出"表闭甚而里气不亢者，法主辛温，麻黄汤是也；气怯而甚者加附子"。他认为麻桂既可"调节体温"又可"排泄毒素"，因"麻桂促使血液外趋，散温败毒，兼而有之"，与附子相伍，又可温中扶脾，驱邪外出。五诊身热既平即是此法行之有效的明证。头部尚微热，苔仍黑腻，是痰湿内阻，气不化液所致；作恶是气机不畅，胃气上逆所致。当去麻桂，以化痰湿为要。六诊脉静身凉，黑苔渐化，病势已去；唇干溲少是津液未复所致，不是辛温发散后津液受损，而是中焦阻遏，气机不利，津不上承，气不化液所致，所以不用养阴生津法。祝氏指出：膀胱满而不能下者，法当渗利，五苓散主之。以五苓散化气行水，气行则水行。

案 23　湿滞于中滞下案

陈君

一诊

症状：腹痛滞下，舌黄腻，脉结。

病理：湿滞于中，凉风外袭。

病名：滞下。

治法：治以温通。

处方：川羌活 4.5g 制川乌 12g（先煎） 广木香 4.5g 陈薤白 9g 漂苍术 6g 酒大黄 4.5g 炮姜炭 9g 大腹皮 9g

二诊

症状：滞下瘥，腹痛，苔白、脉细迟。

病理：中气虚寒。

病名：同前。

治法：再与温中理脾。

处方：黄厚附子 15g（先煎） 淡干姜 9g 西砂仁 9g 炒白术 15g 淡吴萸 9g 广木香 3g 川桂枝 6g 姜半夏 15g 大腹皮 12g 陈薤白 9g 带皮苓 9g

【赏析】

本案属痢疾的另一个证型。患者舌黄腻是内有湿热的表现；腹痛滞下，脉结是中阳不足，湿邪、食滞积于中焦，凉风侵袭，正邪相搏于肠道所致。祝氏据此病机，采用温通之法，用制川乌温中散寒，燥湿止痛，配以酒大黄攻积导滞，一温（阳）一通（滞），是祝氏的独特经验。祝氏认为："腑实之候，非必承气之证，其有宿滞陈积，在上则宜消，在下则导。腑实而体虚，宜用温通。"中寒得川乌温阳而能化，食滞因酒大黄荡涤而能通，再辅以川羌活散表；广木香、陈薤白、漂苍术、炮姜炭、大腹皮等升阳行气，燥湿化滞。二诊时滞下瘥，留有腹痛是中气虚寒所致。治法由温通改为温养，以调养脾肾收功。祝氏温通解表法，源于《内经》"发表不远热"，他认为"太阳伤寒，辛温解表，表解而正不伤"，表证初起感寒以辛温解表来维持体温，治疗过程中始终以辅助阳气为要。温通之法针对的是阳气不足，寒湿滞下证，与解表药配合产生温健中阳，解表祛湿的作用。

案 24　寒蕴于中滞下案

裘老太太

一诊

症状：滞下腹痛，新病宿痰，中满为害，里急后重，脉息虚数。

病理：寒蕴于中，凉风外束，营卫遏阻，郁积而成，互相为害。

病名：滞下。

治法：当与温化。

处方：漂苍术 12g　炒乌头 4.5g（先煎）　仙半夏 18g　姜汁炒川连 0.6g　陈薤白 9g　炮姜炭 9g　带皮槟榔 9g　橘红 6g

二诊

症状：数脉转缓，腹痛稍瘥，脘闷后重。

病理：积滞未清，饮邪中阻。

治法：再与温中。

处方：藿梗 9g　川桂枝 6g　草乌头 4.5g（先煎）　姜半夏 18g　姜汁炒川连 12g　陈薤白 9g　橘红 6g　大腹皮 9g　漂苍术 12g　淡干姜 9g　制川朴 3g

三诊

症状：滞下瘥而微，痞闷吐酸，口干。

病理：中焦水邪泛滥，心阳遏阻，脾精不布，表亦不和。

治法：泻心法加减。

处方：姜半夏 18g　炒白术 12g　带皮槟榔 9g　姜汁炒川连 1.2g　藿梗 6g　川桂枝 4.5g　炮姜炭 9g　西洋参 6g

【赏析】

本案患者脉虚数是外寒内饮，饮蕴化热所致；患者宿有痰饮，饮为阴邪，伤人阳气，中焦阳虚，则阴邪凝聚更甚而腹痛；调养失宜，不慎感寒，凉风外束，营卫遏阻，内外合邪则滞下、里急后重。祝氏据此病机，采用温化之法，用炒乌头温中散寒，佐以陈薤白、仙半夏、苍术、橘红等通阳燥湿，温化痰饮。祝氏认为"大凡营卫不调之病，往往因生温放温之奋起调节而自愈""抗邪作用，阳之本能也，把握阳气，即是把握抗力"，故用桂枝合干姜取其辛温之性，温透阳气而化痰饮；干姜与半夏辛温开结散寒，黄连苦寒清降其热，寒热并用，辛开苦降，温阳和中而获良效。祝氏温化之法，实源于仲景"病痰饮者，当以温药和之"，寒痰内伏，非温不化，因此在治疗时大用温燥之品。此温化之法主要针对的寒痰内伏的滞下证。在此证中，首先是阳虚内饮（脾肾阳虚）后复感寒邪，温化法与解表药配合，产生温中化痰，祛寒解表的作用。

案25 赤白痢案

    *徐姓，男，50岁。常居于潮湿之地，因饮食不节，突患痢疾，日夜泻数十次，腹部胀满，里急后重，红白相间，高热不退，迁延十余天之久，形瘦色晦，四肢疲乏，几不能行走矣。到处求医，皆云暑湿内伏，湿热弥漫，湿为黏腻之邪，非易速瘥。又换一医诊治曰："汝之病痢，除赤白之外，还有青黄之色，实为五色痢，而饮食入口即吐，又属噤口痢之类，脾胃已败，将无能为力矣。"免处一方，嘱另请高明。徐君为人拘谨，闻此言语，病更加重，呻吟床褥，苦不堪言。经其戚友介绍至祝师处求治。患者呻吟叙述病况。师曰："汝病本不重，因循贻误，致有今日，尚无恐也。"患者闻言，愁容为之略展。师又曰："汝病由于中寒与食滞交阻，郁而成痢，应予温通，中寒得温则化，食滞得通即能下行。"处方：附子12g，熟大黄9g，槟榔9g，广木香9g，肉桂3g，甘草6g，桔梗12g，芍药12g。连服3帖，所下赤白之痢甚多，里急后重大减，精神增加，呕吐亦止，渐能饮食。师对诸生指示曰："导气汤加附子为治痢圣药，再加附子如锦上添花矣，今用之果然。"再为处方，以桂圆肉包7粒鸦胆子吞服。赤白痢不见，大便转为黄色。患者徐君颇为欣喜，赋有谢师五言诗："若非祝师明，安得起沉疴，摆脱危险境，谢君应若何。"

【赏析】

    本案患者因饮食不节，损伤中阳所致。饮食积滞则日夜泻数十次、腹部胀满；湿热疫毒积滞于肠间，传导失常，壅滞气血，肠道脂膜血络受伤，腐败化为脓血则里急后重，红白相间；热毒炽盛则高热不退；热盛伤津耗液，气血亏虚失于濡养则形瘦色晦，四肢疲乏，几不能行走矣。祝氏据其病机，采用温化之法，他认为"温药含有强壮之意，非温不足以振衰惫，非温不足以彰化气"，用附子温阳而能化中寒，大黄荡涤食滞而能通肠道，再加木香、槟榔行气导滞，"调气则后重自除"；芍药养血和营、缓急止痛；肉桂辛热温通助芍药行血和营；甘草和中调药，与芍药相配，又能缓急止痛。药后诸症减轻，又在此基础上予以桂圆肉包鸦胆子吞服。祝氏认为"鸦胆子有清热解毒之作用，为不使鸦胆子在胃内起毒化作用，故用桂圆肉包好，经过消化，鸦胆子入肠，消炎解毒，以除病根"，终获全效。当然温化之法并非适用于所有的痢疾，主要针对的是虚寒痢，祝氏指出"痢下赤白，细菌原虫之为患有也，实痢用清，虚痢用温，为治痢之要则"。在此证中，首先是气虚、阳虚，主要是脾肾之气虚和阳虚。用温阳药配合通利之品，既可气行湿化，又可借阳明为出路，清泄湿热。

案 26 休息痢案

顾先生

一诊 1940 年 1 月 23 日。

症状：腹泻经年不已，时见赤白，苔白腻，脉沉细。

病理：中寒湿盛，痢后湿邪未清。

病名：休息痢。

治法：当与温中化滞。

处方：漂苍术 15g 黄附子 15g（先煎） 炮姜 9g 上安桂 4.5g（后下） 赤石脂 24g 大腹皮 12g 姜半夏 15g 油当归 9g 煨诃子肉 9g 补骨脂 15g 肉豆蔻 9g 淡苁蓉 9g 苦参子 3 粒（桂圆肉包吞）

二诊 1 月 26 日。

处方：上方去当归、苁蓉，加西砂仁 9g、淡吴萸 9g。

三诊 1 月 29 日。

症状：前恙稍瘥，脉仍虚细。

处方：上方去补骨脂、肉豆蔻、吴萸，加玉桔梗 9g、益智仁 9g、陈薤白 9g。

四诊 2 月 1 日。

处方：上方去益智仁、诃子肉、砂仁、苦参子，加广木香 4.5g、油当归 12g。

【赏析】

休息痢，是痢疾的一种，首见于《诸病源候论·痢病诸候》，也属于现代常见的肠道传染病之一，多由脾胃亏损，食入难化，渐成积滞，壅遏肠间，与湿胶着，下迫肠道所致，属虚实夹杂证。本案患者苔白腻、脉沉细是中焦虚寒，湿邪停滞之象；中焦虚寒，湿蕴化热，与积滞相搏蕴蒸肠道，传导失常，肠道络脉受损则见腹泻经年不已，时见赤白。祝氏据此病机，采用温中化滞之法，温中祛其寒，兼扶脾土化其滞。方用黄附子、上安桂、炮姜补脾助阳；淡苁蓉、补骨脂补肾助阳，先后天同补，提携正气；配以漂白术、大腹皮、姜半夏健脾利湿；当归活血散寒止痛；再用煨诃子肉、肉豆蔻温中收涩耗散之气；苦参子燥湿杀虫解毒，以龙眼肉包之，防其苦寒伤胃，效果尤佳。其后病案中虽未写症状，但方药中去除诃子肉、苦参子、砂仁、肉豆蔻，以方测证可知疾病已除，再添玉桔梗、广木香、陈薤白等升阳理气，巩固脾胃。祝氏认为"虚者着而为滞，正旺自然气血流畅"，即是对"以通为补"的阐释。本案正体现其用意，运用温通之法，以附子、煨姜温助脾阳而补正气，淡苁蓉、补骨脂温助元阳，一身之气得复，气行则湿化，达到祛邪不伤正，温补不碍邪之效。

案27　阿米巴痢疾案

*冯君年方弱冠，生活毫无节制。于夏天饱食瓜果之后，复贪杯中物，多食肥甘佳肴，以致腹痛腹泻，转为痢疾，赤白相间，里急后重，发热恶寒，连绵不愈，病延半月，形瘦色皎，四肢无力，精神疲惫，不思饮食。一医诊为此属暑湿相搏，遏于肠道，复伤于饮食，蕴酿成痢。用清暑消食之药，不见成效。另一医曰：此为痢疾无疑，可遵经旨通因通用之法，开始清凉攻下，如大黄、黄芩、黄连、当归、赤芍、青蒿之类，痢下虽增，病不少减，而疲惫更甚。以后又转为慢性，痢下赤白，迁延不断，动则乏力，延请祝医诊治，祝曰："君所患者实为滞下，按其病情，乃为阿米巴痢疾，亦非暑湿为因，乃瓜果伤中，膏粱厚味消化受阻，郁于肠中而成。痢疾生于肠黏膜，犹皮肤所生疮疖，白者为脓，红者为血，余亦用通因通用之法，不过通导排脓而已。"处方：酒制大黄9g，生白芍15g，当归12g，黄连6g（后下），花槟榔9g，枳实9g，广木香9g，肉桂6g，生甘草6g，桔梗15g，大贝母12g，服药3帖，痢疾赤白排出较多，腹中胀满渐舒。祝曰："可乘胜前进。"于前方中增鸦胆子4粒，桂圆肉包满，用开水吞下。弟子询问其故，祝曰："余之

处方，即古芍药汤法，桔梗为排脓必用之品，对痢疾有卓效。鸦胆子有清热解毒之作用，为不使鸦胆子在胃内起毒化作用，故用桂圆肉包好，经过消化，鸦胆子入肠，消炎解毒，以除病根，余用多次，效果甚佳。

【赏析】

阿米巴痢疾也属痢疾的一种，多由外感时邪，饮食不节等所致。本案患者饮食不节，积滞内停，阻滞气机，传导失常则腹痛腹泻；邪滞肠间，温热郁蒸，气血凝滞腐败，肠间脂膜血络受损，化为脓血下痢则赤白相间，里急后重；外感暑湿，湿郁肌表则发热恶寒；病延半月，气液随痢而脱，气液两伤，形神失养则形瘦色皎，四肢无力，精神疲惫，不思饮食。祝氏据此病机，采用温通之法，用芍药养血和营，缓急止痛；当归养血活血；黄连清热燥湿解毒，木香、槟榔、枳实行气导滞；酒大黄荡涤肠道积滞，合黄连则清热燥湿之功著，合当归、白芍则活血行气之力彰；肉桂辛热温通，助当归、白芍行血和营；甘草和中调药；桔梗、贝母升阳解表。本案也体现了祝氏用药的独具匠心。祝氏认为，治阿米巴痢疾虽用芍药汤最验，但必须与附子、熟大黄共用，效力著。鸦胆子具有鸦胆子丁醇提取物、苦木素、鸦胆子苦素 C 和鸦胆亭等，均有明显抑制溶组织内阿米巴原虫的作用。温通法虽针对虚寒痢，但与和血药配合，能产生养血和营，缓急止痛的作用；与清热药配合，产生清热燥湿，寒温并调的作用，亦可用于湿热痢。诚为经验之谈！

案28 肠澼案

姚女士，40岁，白尔路太和里。

一诊

症状：滞下经年不已，成漏证，目花力乏，脉息沉缓。

病理：久病脾肾俱伤，消化不良，脏器俱失营养。

病名：肠澼，痔漏。

治法：当与温固脾肾为主。

处方：云茯神18g　菟丝饼18g　肉豆蔻9g　酸枣仁24g　巴戟天18g　诃子

肉 12g　补骨脂 18g　赤石脂 24g　炒白术 15g　炮姜炭 9g　姜半夏 12g

另服卡白松（karbarsone）每服 5 天停 1 天。

二诊

症状：前恙较瘥，脉息虚缓。

治法：再与前法损益。

处方：云茯神 18g　补骨脂 18g　赤石脂 24g　酸枣仁 24g（打，先煎）　菟丝饼 18g　肉豆蔻 9g　灵磁石 45g（先煎）　仙灵脾 12g　炒白术 15g　诃子肉 12g　煨益智 12g　姜半夏 12g　带皮砂仁 9g

三诊

症状：便血止，腹膨，纳呆，寒热日作，汗出即罢，脉息虚数。

病理：寒邪外来，营卫不和。

治法：再与标本兼理。

处方：云茯神 18g　川桂枝 9g　炒茅术 15g　酸枣仁 24g（打，先煎）　北柴胡 9g　赤石脂 24g　生牡蛎 30g　姜半夏 18g　益智仁 12g　补骨脂 18g　肉豆蔻 9g　淡干姜 9g　大腹皮 9g

四诊

症状：寒热已无，泄泻，腹胀稍瘥，脉息转缓。

病理：表邪解。

治法：再与益气理脾，兼培心肾。

处方：生西芪 15g　灵磁石 30g（先煎）　补骨脂 18g　云茯神 18g　生白术 15g　肉豆蔻 12g　酸枣仁 24g（打，先煎）　姜半夏 15g　益智仁 12g　赤石脂 24g　炮姜 9g　带皮砂仁 9g　北柴胡 4.5g

【赏析】

肠澼、滞下，都是痢疾的古称。痔漏是痔疮合并肛漏者，首见于《奇效良方·卷五十一》。本案患者脉沉缓是脾肾亏虚，湿邪停滞所致，滞下日久，气随液脱，气液两亏而成漏证；痔漏则失血耗气，诸窍失养而见力乏、目花。祝氏据此病机，采用温固脾肾之法，用云茯神、炒白术健运中州；菟丝饼、肉豆蔻、巴戟天、补骨脂补肾助阳；赤石脂、诃子肉收湿敛疮，涩肠止血；炮姜炭、姜半夏温化湿滞。二诊诸症好转，仍宗前法治疗。三诊复感寒邪，寒热日作，汗出即罢是少阳与太阳并病所致；脾气不足，健运失常则腹胀，纳呆；祝氏治用表里双解之法，用桂枝解肌发表，调和营卫；柴胡和解少阳，宣展枢机；云茯神、补骨脂、益智仁等温补脾肾以固本；后在原方基础上略作增损，标本兼理，终获全效。

案 29　痢疾案

*一个患阿米巴痢疾的病人，日夜泻下二十余次，发热恶寒，腹痛甚剧，呕吐频频，不思纳谷，泻下之物，便少而脓血多。为痢疾属湿浊内阻，肠中腐血蕴酿而成脓，祝医生皆用导下合排脓之品，脓一排出，则肠中腐血清澈，病证自然减轻。处方：桔梗、酒制大黄、生白芍、肉桂、槟榔、当归、广木香、陈枳实、黄连。服后，排便较为通畅，次数大减，腹不胀满，疼痛亦轻。以原方倍桔梗，脓血排出，症状亦随之消失，不久即愈。

【赏析】

本案患者发热恶寒是湿邪郁表所致；湿浊内阻，气机郁滞，胃气上逆则腹痛甚剧、呕吐频频、不思纳食；邪滞肠间，湿热郁蒸，传导失常则日泄二十余次；气血凝滞腐败，血络受损则泻下之物便少而脓血多。祝氏据此病机，采用温中导滞之法，用黄连清热燥湿解毒；槟榔、木香辛香燥湿，行气导滞；白芍养血和营，缓急止痛；当归养血活血，"行血则便脓自愈"；大黄苦寒沉降，荡涤肠中积滞，合黄连则清热燥湿之功著，合当归、白芍则活血行气之力彰；肉桂辛热温通，既可助当归、白芍行血和营，又可防呕逆拒药；桔梗原为宣肺化痰之品，祝氏认为其排脓之功著。本案也体现出祝氏用药的独具匠心，苦寒攻下与辛香燥湿并举，奏缓下湿热积滞之效，有祛邪而无伤中洞下之弊。当然此温化之法适用于湿浊内阻，蕴而化热的滞下证。湿为阴邪，热为阳邪，湿非温不化，热非寒不清，所以湿热痢疾，用药当寒温并举，据两者偏重不同，酌情加减。如此灵活运用温化法亦是祝氏经验之谈。

案 30　脱肛案

陈先生

一诊　1940 年 2 月 2 日。

症状：痔痛，肛脱，纳呆，脉虚缓。

病理：气虚下陷。

病名：脱肛。

治法：当予补中益气汤法。

处方：生西芪 15g　炒白术 15g　潞党参 9g　陈皮 6g　土炒当归 6g　大腹皮 9g　桑寄生 15g　炙升麻 4.5g　北柴胡 4.5g　槐角炭 12g

【赏析】

"脱肛"之名，首见于隋·巢元方《诸病源候论》："脱肛者，肛门脱出也"。随着历代医家的探索研究，逐步认识到脱肛并非"肛门脱出"，而是直肠脱于肛门之外，又名"截肠""直肠脱垂"。其病因总由"虚"所为，多从中气不足或湿热下注论治。本案脉虚缓是脾气虚弱，气血不足所致；脾胃虚弱，健运失司则纳呆；气虚下陷，血滞不通，郁而成结，不通则痛故见肛脱、痔痛。祝氏据其病机，采用补中益气法，用生西芪补中益气；党参、白术健脾益气；当归养血和营，协助党参、黄芪补气养血；陈皮理气和胃，使诸药补而不滞；少量升麻、柴胡助芪、参升提下陷之中气；桑寄生增强补益之力；槐角炭则专治痔痛。方药相扣，尚需坚持服用，方可收功。祝氏此法，源于《内经》"虚者补之，陷者提之"原则，选方以补中益气汤为基础。

内伤杂病

案1　心脾两衰遗精案

徐先生，同孚路。

一诊　1月15日。

症状：纳少，便不爽，神衰遗泄，脉息虚细。

病理：正气不足，心脾两衰，精关亦不固秘，心脾肾三脏俱衰。

病名：遗泄。

治法：与温养。

处方：生龙骨30g　酸枣仁24g　补骨脂18g　生牡蛎30g　川桂枝9g　益智仁12g　朱茯神15g　生白芍9g　白术15g　仙半夏12g　西砂仁9g　白莲须12g　生姜9g。

【赏析】

遗泄，即遗精，是现代越来越常见的男科疾病，古代文献亦有称为"失精""梦失精""精滑"等，多从心肾不交、湿热下注、心脾不足、肾虚不固等方面论治。本案患者脉虚细是心脾不足，肾虚不固所致；纳少是脾气虚弱，运化失常所致；神衰遗泄是肾气不足，精关不固，神失所养所致。祝老据其病机，采用温养潜藏之法，用生龙骨、补骨脂、生牡蛎、益智仁、桂枝补肾温阳固精；酸枣仁、朱茯神、白莲须、白芍清心养阴涩精；白术、仙半夏、砂仁、生姜健脾升阳行气；心脾肾三管齐下，悉心调制，守方加减，可获良效。祝氏此温潜之法，与其重阳学说有关，实乃潜藏气虚所致之阳浮。他认为本案遗精实属"阳衰不能自秘"，故气怯于内，阳浮于上，精关不固，精时自下。因此，在治疗上强调"温以壮其怯，潜以平其逆，引火归元，导龙入海"。本案也体现出祝氏用药的独具匠心。因祝氏认为"肾气有支持抗战之潜力"，用生龙骨、补骨脂、生牡蛎等温补质重之品，深入下焦，补肾温阳固精。当然此温潜之法主要针对气虚遗精证。精液本为阴精，阴精亏损，何以补阳？祝氏认为"阴难速生，阳当急固，扶阳以摄阴、生阴"。在虚证中，首先是气虚证，主要是心、脾、肾三脏之气虚。祝氏认为"其为虚性兴奋也，龙磁以潜之。心脏为血液运输之枢纽，其疲劳而有衰凭之象者，枣附以强之"，指出温潜法与清热养阴药配合，产生泻南补北、交通心肾的作用。

案 2　方先生壮年遗精案

方先生，壮年。

一诊

症状：宿有咯血，近期遗精，失眠，苔白，脉弦而芤。

病理：属精关不固。

病名：遗精。

治法：当与桂枝加龙骨牡蛎法。

处方：生牡蛎 30g（先煎）　生龙骨 24g（先煎）　川桂枝 9g　生白芍 9g　生白术 15g　白莲须 12g　大芡实 15g　姜半夏 15g　云茯神 15g　酸枣仁 18g（打，先煎）　灵磁石 45g（先煎）　沙苑子 12g。

二诊

症状：遗精已少，夜已得寐，舌苔渐化，脉转沉细。

治法：再与前法损益。

处方：生牡蛎 30g（先煎）　生龙骨 24g（先煎）　黄附子 12g（先煎）　川桂枝 9g　云茯神 15g　酸枣仁 18g（打，先煎）　沙苑子 18g　覆盆子 12g　生白术 15g　姜半夏 15g　灵磁石 45g（先煎）　炒苍术 12g　生白芍 9g。

【赏析】

本案患者素有咯血，营血已亏，精血同源，久而殃及精液，致亡血失精之虚劳证候。祝氏据其病机，采用温涩止遗之法，用桂枝温阳，芍药敛阴，两药相合，养阴涵阳，阴阳共济；龙骨潜阳入阴，牡蛎益阴敛阳，与桂芍相配，更奏阳固阴守之效；酌加白莲须、大芡实、沙苑子补肾涩精；茯神、枣仁安神养心。二诊诸症减轻，是方药切中病机之象，祝氏再添黄附子，增固肾扶阳之力，以取阳固阴秘之效。此案温潜之法，源于《内经》"阴阳之要，阳密乃固"，与上案不同，实乃潜藏阴虚所致之阳亢，是从阴阳互根出发。本案用药也体现出祝氏的独具匠心。祝氏认为，附子通十二经，可升可降，为百药之长，能随所伍而异其用。附子伍磁石，兴奋加镇静，具有强壮之功，能抑制虚性兴奋，对治疗阴虚火旺之精关不固所致的遗精有良效；附子加酸枣仁，辛通加酸收，有缓和作用，可治阴虚阳亢之失眠。本案的温潜之法，正是上述两个配伍得当。当然此温潜之法主要针对阴虚火旺之遗精证。在此虚证中，首先是阴虚证，主要是心、脾、肾三脏之阴虚。温潜法与滋阴药配合，产生扶阳摄阴，阳生阴长的作用；与养心安神配合，产生滋心阴，潜藏心神的作用。

案 3 五脏俱衰虚损案

*有赵姓者，年五十余岁，以酒为浆，以妄为常，醉以入房，务快其心，逆于生乐，起居不节，故半百而衰，形容憔悴，行路则气急，祝医生用补阳益阴之品，不刚不燥，服药多剂，身体逐渐恢复。

处方：黄厚附子（先煎）18g　肉桂 3g　山萸肉 12g　杜仲 12g　大熟地 8g　怀山药 12g　枸杞子 12g　炙草 6g　鹿角胶 12g　活磁石（先煎）30g　仙茅 9g　仙灵脾 9g　补骨脂 9g　仙半夏 12g　陈皮 6g

此方附子与柔药同用，可免除安燥之弊，而有阳生阴长之妙用。

【赏析】

虚损是专属中医的一种病名，首见于《肘后备急方》，多因七情、劳倦、饮食、酒色所伤或病后失于调理，以致阴阳、气血、脏腑虚亏所致，可从气虚、血虚、阳虚、阴虚等方面论治。本案患者饮食不节，起居无常，五脏俱衰，形神失养则形容憔悴；气血俱损则见行路气急。祝氏据其病机，采用温养潜藏之法，用黄附子配伍磁石等重镇下潜之品，取"治下焦如权，非重不沉"之义，直温元阳，以补先天；再以肉桂、半夏、陈皮温畅中焦，以补后天，达到先后天同补之效；熟地、山萸肉、怀山药、枸杞子补肾阴，仙灵脾、补骨脂等补肾阳，鹿角胶血肉有情之品，补血滋阴，在此基础上略作增损，可获全效。祝氏温潜之法，源于《伤寒论》，本案也体现出祝氏用药独具匠心。祝氏认为，附子通十二经，可升可降，能随所伍而异其用：以附子伍磁石，兴奋加镇静，具有强壮之功，能抑制虚性兴奋，取其沉降之性；温潜法与滋阴药配合，产生扶阳摄阴，阳生阴长的作用。诚为经验之谈！

案4　病后体虚虚损案

*有张姓者，病后体气未复，不思纳谷，形神衰惫，年虽三十而形若老人。古人谓："损者益之，劳者温之。"健脾阳以助消化，祝医生用此法而效若桴鼓。

处方：黄厚附子（先煎）18g　黄芪20g　党参20g　炒白术15g　当归12g　制首乌9g　生白芍12g　仙半夏9g　陈皮9g　酸枣仁16g　朱茯神12g　枸杞子9g

【赏析】

本案属虚损另一证型。患者因病后体气未复，脾胃虚损，中州失运则不思纳谷；气血俱损，形神失养则形神衰惫。祝氏据其病机，采用温养之法，用黄附子配伍黄芪等益气之品，健运中州；仙半夏、陈皮畅运中州；脾胃为气血生化之源，后天之本，脾运健则气血生化有源。再以制首乌、枸杞子、生白芍滋补肝肾，达到先天以养后天之效；酸枣仁、朱茯神养心安神，在此基础上略作增损，可获全效。祝氏认为"气怯而津不足者，桂附温之则伤津，麦斛滋之则碍阳""阴质不足，佐以滋养"，当温养与滋养合并运用。本案也体现出祝氏用药独具匠心。祝氏认为，附子加酸枣仁，辛通加酸收，有缓和作用，取其温养缓补之用；温养与酸收药配合，产生益阳敛阴，阳生阴长的作用。"有形之血，不能自生，生于无形之气"，以大量温阳补气之品以生血，故收良效。

案5　结核病后虚损案

*有丁氏者，头晕目眩，心悸怔忡，面色㿠白，咳嗽气急，四肢无力，夜不

能寐，纳少神疲，月经不调，舌淡红，脉象缓弱。

处方：黄厚附子（先煎）18g 大熟地 18g 黄芪 15g 当归 12g 炒白芍 12g 炒白术 15g 仙茅 12g 仙灵脾 12g 鹿角胶 12g 枸杞子 12g 怀山药 9g 阿胶（烊化冲）12g 仙半夏 12g 陈皮 9g 炙紫菀 9g 炙百部 9g

【赏析】

肺结核是当今社会人群中较为常见的一种慢性消耗性肺部传染病，古代文献中亦有称为"肺痨""痨瘵""劳嗽""骨蒸"等，其多从肺阴亏虚、阴虚火旺、气阴耗伤、阴阳两虚等方面论治。本案患者脉象缓弱，是脾肾虚弱，气阴不足的表现；肾阴不足，清阳不升则头晕目眩；心阴不足，神不安舍则心悸怔忡；肺阴不足，气不得降则咳嗽气急；阴液亏虚，阴不敛阳则夜不能寐；气阴不足则面色㿠白，四肢无力，纳少神疲；五脏虚损，气血不足则月经不调，舌淡红。祝氏据其病机，采用脾肾双补之法，用黄附子大补元阳；熟地、鹿角胶、阿胶、枸杞子补益肝肾，填精补髓；黄芪、炒白术补脾益肺，培土生金；仙茅、仙灵脾温助肾阳；紫菀、百部温润止嗽，补肺杀虫；半夏、陈皮理气运脾；白芍、山药、当归养血敛阴。全方脾肾双补，针对脾肾两亏之肺痨患者，颇为对症。祝氏温补之法，是对《内经》、张仲景等重阳之法的发展，他认为治病"首重阳气，阳衰一分，则病进一分；正旺一分，则邪却一分"，他虽重阳，但也注意到了"阴"的重要性，以全持大剂温补药物配合血肉有情之品，补阳培阴，益气养血，鼓舞正气，祛除病邪，修护病灶，因而获效。本案也体现出祝氏用药独具匠心，祝氏认为，附子通十二经，可升可降，为百药之长，能随所伍而异其用：附子配熟地，调补阴阳；温补法与滋阴药的配合，产生扶阳摄阴，阳生阴长的作用。

案 6 耳鸣案

吴先生

一诊 1941 年 2 月 20 日。

症状：耳鸣目眩，心悸，肢麻，脉息弦苋。

病理：心肾阳气不足，神衰脾弱，消化不良。

病名：心肾两亏。

治法：当与温养为主。

处方：生鹿角 18g　巴戟天 30g　紫石英 45g　仙灵脾 12g　川杜仲 15g　黄附子 45g（先煎）　酸枣仁 24g　朱茯神 18g　灵磁石 45g（先煎）　炒茅术 15g　姜半夏 18g　淡干姜 9g　棉籽霜 15g

二诊（2月25日）：诸恙渐瘥，脉仍弦。再予温养。处方：上方去茯神、紫石英，加桂枝 9g、炒牛膝 9g，磁石改为 60g。

三诊（3月1日）：头胀瘥，腰酸，脉息仍缓。再以扶阳益肾。

处方：生鹿角 18g　灵磁石 60g　仙灵脾 12g　狗脊 15g　炒茅术 15g　黄附子 45g　巴戟天 30g　千年健 15g　川杜仲 15g　姜半夏 18g　淡干姜 18g　小茴香 4.5g　棉籽霜 15g

【赏析】

耳鸣是当今社会人群中较为常见的一种病证，多从风热侵袭、肝火上扰、痰浊上壅、肝肾不足、脾胃虚弱等方面论治。心居于上为火，肾位于下而属水，"升已而降，降已而升"，水火交融，生生不息。本案脉弦扎是肝肾不足，气血俱虚的表现；耳鸣目眩是阴虚于下，阳亢于上所致；气血俱损，运行不畅则肢麻；肝肾之阴亏于下，不能上济心阴制心火则心悸。按常理当治以滋阴降火，交通心肾之法。但祝氏认为："心脏不得不奋其余勇……然心力有限，长期奋发，势必难支。"故采用温养之法，重用黄附子，辅以生鹿角、巴戟天、仙灵脾、川杜仲、棉籽霜补肾壮阳，调动人体阳气；炒茅术、姜半夏、淡干姜温补脾阳，同时适量酸枣仁、朱茯神、灵磁石、紫石英镇静养心，引为资用，诸药协调，而行匡扶之道。之后在此基础上略作增损，终获全效。祝氏温养潜藏之法，源于《伤寒论》，其认为某些心悸实乃"阳虚不能自秘"，故阳气上浮，心神浮越。因此，在治疗上其强调"温以壮其怯，潜以平其逆，引火归元，导龙入海"。本案也体现出祝氏用药的独具匠心。附子"大辛大热，为阳中之阳，故行而不止"（《汤液本草》），磁石"入肾，镇养真精，使神水不外移"（《本草纲目》），磁石可防附子兴奋太过，两药一阴一阳，一动一静，互相制约，"则鲜倍逆之患，而为强壮之剂"，实为配伍之妙着。且祝氏认为，附子通十二经，可升可降，能随所伍而异其用。附子伍磁石，兴奋加镇静，具有强壮之功，能抑制虚性兴奋，治疗虚阳上浮之头晕目眩有良效；附子加酸枣仁，辛通加酸收，有缓和作用，能调节心血管系统自主神经紊乱，治疗心动过速，脉来早搏有特效。本案的温潜之法，正是上述两个配伍得当。值得一提的是，祝氏认为：①服用各类附子要注意须以热水煎煮半小时以上，再纳他药同煎，则附子之麻味消失，虽温而勿倍矣。生附子则需煎 2 小时。②其中又以川产黄附子，乃盐卤所制，其性纯正，为附子中佳品。③用附子要善去其急暴，制暴为良，每因配伍而异用之（如此案附子配磁石），实属经验之谈。

案 7 心肾阳虚案

童女士，青年，勒裴德路。

一诊

症状：中满嗳气，心悸腰酸，脉沉细。

病理：阳虚少气，心肾两亏。

病名：阳虚。

治法：当与温培心肾。

处方：附子 18g（先煎）　云茯神 18g　川杜仲 15g（酒炒）　生白术 15g　姜半夏 15g　小茴香 6g　酸枣仁 24g　补骨脂 18g　毛狗脊 15g　陈皮 6g　西砂仁 9g　灵磁石 30g（先煎）

【赏析】

本案患者脉沉细是阳虚少气，心肾两亏的表现；心肾阳虚，阴不敛阳则心悸腰酸；脾胃不和，气机不畅，胃气上逆则中满嗳气。祝氏据其病机，采用温培心肾之法，用黄附子配伍磁石等重镇潜下之药；佐以补肾之杜仲、狗脊、补骨脂；养心安神之枣仁、茯神；健脾和胃，行气化湿之半夏、陈皮、砂仁、白术，在此基础上略作增损，可获全效。祝氏认为："气虚而兴奋特甚者，宜与温潜之药"，此实乃对《伤寒论》桂枝龙骨牡蛎汤证的发展。本案气虚是本，治当温补；阳浮是标，治当潜降；因而，祝氏在用药上也体现了此特点。祝氏首以辛热温通之附子，合补肾之品，大补元气；再因其可升可降之性，配伍磁石，兴奋加镇静，在温阳的同时，又能抑制虚性兴奋；配伍酸收之酸枣仁，以酸生阴津，收敛亢阳，抑制亢逆之心悸。当然此温潜之法针对的是阳虚少气，心肾两亏之中满证，以阳虚为主，佐以镇潜之性。用药以健运中州为主，脾运健而运化有常，中满可消；后天之气可充先天，肾阳得复，阳能生阴、摄阴而达阴阳双补之效。

案8　骨痨案

陆儿

一诊　1941年3月1日。

症状：背叠胸高，足痿不能行，疼痛不得寐，肌热起伏，脉息虚数。

病理：痨瘵伤及督脉，颇为棘手。

病名：骨痨。

治法：当与甘温为主。

处方：生鹿角12g　巴戟天18g　仙灵脾9g　狗脊12g　川杜仲12g　炒白术12g　制草乌6g（先煎）　川羌活4.5g　云茯神12g　酸枣仁18g　灵磁石60g（先煎）

二诊　3月4日。

症状：肌热渐平，寐稍安，脉仍如故。

处方：上方去茯神，加水炙南星12g、骨碎补9g、生谷芽12g，巴戟天改用24g，仙灵脾改用12g。

【赏析】

骨痨是现代常见的骨与关节结核病，在中医文献中将其归属于"流痰""附骨疽""阴疽"等范畴，多从肾阴亏虚、阴虚火旺、痰浊凝聚等方面论治。本案患者脉虚数是阴虚内热的表现；先天不足，督脉空虚，寒邪外侵，流注经脉，气血凝滞，寒湿胶着结而成块，瘀滞于骨关节、经络处，肢体百骸失气血濡养则背叠胸高，足痿不能行。寒湿痰凝络脉不通则痛，故彻夜绞痛难以入寐；阴阳互根，气血同源，阳虚及阴，阴虚内热则肌热起伏。祝氏据其病机，采用甘温之法，用生鹿角、巴戟天、仙灵脾、狗脊、川杜仲甘温补肾阳，益精血强筋骨，大补先天，填补督脉空虚；佐以健脾燥湿之白术；回阳救逆，温通督脉之附子；并配灵磁石、酸枣仁之镇静以保持阴阳平衡；茯神宁心安神；羌活温经祛风。3 剂后，患童肌热渐平，寐稍安，阴虚内热之象得以缓解。故在原方基础上加水炙南星辛温祛风燥湿化痰，生谷芽健脾开胃；再增骨碎补，且加重巴戟天、仙灵脾用量，意在振奋疲惫之肾阳，增强机体抗力，扶正以祛邪。祝氏甘温之法，遵《内经》"劳者温之""损者益之"之旨。本案也体现出祝氏用药的独具匠心，草乌辛热升散苦燥，"疏利迅速，开通腠理，驱逐寒湿"，酸枣仁甘平，养心阴以安神；灵磁石质重沉降，顾护真阴，镇摄浮阳，安定神志。温阳药配伍沉降之品，收敛浮越之阳，配伍酸敛之品，益阳敛阴，阳生阴长，共达阴阳平衡之效。

案 9 湿气脚肿案

安先生

一诊 1939 年 12 月 15 日。

症状：脚肿，苔腻，脉息缓大。

病理：阳虚，心脾不足，湿邪下注。

病名：湿气脚肿。

治法：当与温化淡渗为主。

处方：生茅术 15g 黄附子 18g（先煎） 川桂枝 9g 生苡仁 24g 木防己 12g 灵磁石 45g（先煎） 川独活 6g 宣木瓜 15g 大腹皮 12g 姜半夏 15g

二诊 12 月 26 日。

症状：脚肿渐消，脉仍缓大。

治法：再与通阳化湿，以丸剂缓调。

处方：黄附子 90g（先煎） 生苡仁 120g 灵磁石 120g（先煎） 川牛膝 45g 木防己 90g 仙灵脾 60g 宣木瓜 120g 老松节 60g 巴戟天 90g 川桂枝 60g 川独活 60g 桑寄生 120g 生三七 30g 棉籽霜 90g

上药如法炮制，炼蜜为丸如绿豆大，每服 15 粒，日三服，饭前白汤下。

【赏析】

脚肿是水肿的常见症状之一，古代文献中亦有称为"足肿"等，多从湿热壅盛、脾阳虚衰、肾阳衰微等方面论治。本案患者苔腻、脉缓大是阳虚湿盛的表现；脾肾不足，阳虚不足以化水则脚肿。祝氏据其病机，采用温阳化气，甘淡渗湿之法，用黄附子、川桂枝温补肾阳，化气利水；生茅术、生薏苡仁健脾燥湿；木瓜、大腹皮、制半夏理气行水；灵磁石与附子相配补肾强心；羌活、木防己专消下肢肿胀。二诊后脚肿渐消，患者阳气渐生，邪气逐退，是以前方再增桑寄生、生三七、棉籽霜、巴戟天等补肾温阳之药，制以丸剂，扶正固本，予以匡扶之道，此为协助自然之疗法。祝氏温化淡渗之法，源于《内经》、张景岳之说，《素问·水热穴论》云："肾者，胃之关也，关门不利，故聚水而从其类也"。张景岳指出："水肿证以精血皆化为水，多属虚败，治宜温脾补肾"，水为至阴，其本在肾，水惟畏土，其制在脾，祝氏深得其要。本案也体现出祝氏独具匠心，用附子、桂枝温阳化气利水；半夏、苡仁等健运中焦，健脾渗湿。

案10　心肾两虚水肿案

朱先生

一诊　1941 年 1 月 12 日。

症状：气促痰多，溲少，腹膨，下肢肿胀，脉沉细而虚。

病理：心肾两虚，脾湿复盛，肝气郁而不达，三焦俱失疏化。

病名：水肿。

治法：当与扶阳强心益肾，兼理三焦。

处方：黄附子 18g（先煎）　生牡蛎 45g（先煎）　带皮茯苓 24g　大腹皮 12g　炒茅术 15g　安桂 4.5g（后下）　川椒目 12g　炒青皮 4.5g　生姜皮 9g　西砂壳 9g　刺蒺藜 12g　姜半夏 18g　仙灵脾 12g

二诊　1 月 14 日。

症状：逆气稍瘥，痰爽，囊肿渐消，大便行，溲亦增，脉仍虚缓。

病理：中阳稍化，心脾仍衰。

治法：再与前法损益。

处方：上方去半夏、青皮、刺蒺藜，茅术改白术，附子改为 24g，加胡芦巴

9g、灵磁石 45g、酸枣仁 24g。

三诊　1 月 16 日。

症状：全身浮肿渐消，忽增咳呛，脉仍虚缓。

病理：心力稍佳，中阳未化，新感外邪，肺气不肃。

治法：再与扶阳强心，兼肃肺气。

处方：蜜炙麻黄 4.5 g　白杏仁 12g　黄附子 30g（先煎）　带皮苓 24g　白苏子 9g　川桂木 9g　仙灵脾 12g　灵磁石 60g（先煎）　酸枣仁 24g　生白术 15g　大腹皮 12g　川椒目 12g　生姜 12g

【赏析】

水肿是中医病证，没有相应的现代病名，古代文献亦有称为"水""水气"等，多从风水泛溢、湿毒浸淫、脾阳虚衰、肾阳衰微等方面论治。本案脉沉细而虚是阳虚的表现；心肺气虚，肃降失利则气逆、痰多；中阳虚弱，升降失司，肝气郁而不达，横逆犯上，湿浊中阻则痰多，腹膨；肾阳虚衰，水无所主而妄行，气化不利则下肢肿胀、溲少。祝氏据其病机，采用扶阳强心益肾，兼理三焦之法。用黄附子、安桂、仙灵脾扶阳益肾；再以生牡蛎、灵磁石、酸枣仁镇静安神养心；刺蒺藜平肝舒郁；川椒目清肺利气平喘；大腹皮、姜皮、生姜、带皮苓仿五皮饮之意，健脾利水消肿；西砂壳、姜半夏健脾和胃，燥湿降逆。二诊后，全身浮肿渐消，忽增咳呛是肺卫不固，寒邪侵袭，肺失清肃所致，故在原方基础上酌加炙麻黄、白杏仁解表散寒，宣通肺气。祝氏温阳利水之法，源于《内经》中"阳气者，若天与日，失其所，则折寿而不彰"之说，他认为，阳气旺盛一步，则疾病退却一步，故用大量温阳之品温运三焦。

案 11　水肿呃逆案

张先生，老年，大华医院。

一诊

症状：肤浮，溲血，消化不良，呃逆，神衰，脉细沉。

病理：肾水肿，阳失健运，脾运不良，横膈膜相挛，肾气不能摄纳。

病名：水肿呃逆。

治法：当与温中降逆。

处方：生白术 15g　丁香 2.1g　生牡蛎 30g（先煎）　带皮苓 2.4g　柿蒂 9枚　川桂木 6g　旋覆花 12g　姜半夏 24g　淡干姜 6g　代赭石 30g（先煎）　泽泻 10g

【赏析】

本案属水肿另一证型，患者年老气衰，脾气虚弱，中阳不振，土不制水，肾阳亏虚，命门火衰，无以蒸化水液，水失所主致水液泛滥，溢于肌肤则肤肿；脾气虚弱，摄血失司则便血；中焦阳虚，胃寒内生，寒气上逆则呃逆；神衰、脉细沉均为阳气虚衰的表现。祝氏据其病机，采用温中降逆之法，选方取旋覆代赭与丁香柿蒂汤之意，用旋覆花下气消痰，降逆止呕；代赭石质重沉降，善镇冲逆，与旋覆花相伍，平冲降逆化痰。姜半夏祛痰散结，降逆和胃；丁香、柿蒂温胃散寒，降逆止呃。又以淡干姜易生姜，其意在加大温阳之力。白术、桂木健脾回阳之虚陷；生牡蛎重镇神之浮游；带皮苓、泽泻渗水利湿以消肤肿。祝氏温中降逆之法，源于《伤寒论》第 161 条"伤寒发汗，若吐若下，解后，心下痞硬，噫气不除者，旋覆代赭汤主之"。此虽为外邪经汗、吐、下而解，但治不如法，中气已伤，痰涎内生，胃失和降，痰气上逆之故。另因"虚则补之，寒则温之，逆则降之"，祝氏发展其用，本案虽属年老气衰所致，但有中气已伤，痰湿内生，气机上逆的病机，故用药相似。本案症虽见便血而未用止血之药，祝老认为"气为血帅，气壮则血活，气升则血升，出血在下而虚者，温提而举之"则矣，用干姜、白术、桂木温阳，阳回陷举，这是祝氏用药的另一特色。

案 12　阳虚痹痛案

康小君

一诊

症状：左边环跳痹痛，脉息虚缓。

病理：骨痨初期，体质虚寒，阳气不能温养筋骨。

病名：痹痛。

治法：当与温养。

处方：川桂枝 4.5g　生西芪 9g　仙灵脾 9g　巴戟天 15g　土炒当归 6g　乌附子 9g（先煎）　桑寄生 12g　川独活 3g

二诊

治法：骨痨初期，与温养尚安。再守前法为治。

处方：川桂枝 4.5g　炒杜仲 9g　土炒当归 3g　生西芪 12g　生龙骨 24g（先煎）　独活 3g　焦续断 9g　仙灵脾 9g　乌附子 9g（先煎）　巴戟天 4.5g

三诊

症状：连进温养，脉息沉缓，眠食尚安，溲前见泻。

病理：虚寒夹杂。

治法：仍以前法损益。

处方：乌附子 9g（先煎）　生西芪 12g　生苡仁 18g　土炒当归 6g　川桂枝 4.5g　生龙齿 24g　仙灵脾 9g　川牛膝 4.5g　川独活 3g　巴戟天 15g

四诊

症状：连进温养，脉息转缓和，左腿动作亦进佳。

病理：正气渐充。

治法：仍守前法为主。

处方：巴戟天 15g　仙灵脾 3g　炮姜 4.5g　桑寄生 15g　川杜仲 12g　生龙骨 24g（先煎）　炒西芪 12g　炒当归 6g　乌附子 6g（先煎）　川桂枝 3g

【赏析】

痹证是由于感受风、寒、湿、热之邪，闭阻经络，气血运行不畅的病证，古代医籍中亦称为"痛风""鹤膝风""走注"等，多从风寒湿痹、风湿热痹、久痹等方面论治。本案患者环跳痹痛、脉息虚缓为素体虚寒，阳气不能温养筋骨，寒凝筋骨经脉，与血气相搏交击所致，属虚寒之象。此案可见祝氏的本体疗法，以匡扶人体正气为主。以温经散寒止痛之桂枝、乌附子；辅以温养肝肾，强筋健骨之巴戟天、仙灵脾、桑寄生；酌加补益气血之黄芪、当归；加上独活散寒祛风胜湿治痹痛。四诊用了祝氏擅长的温养之法，最终脉息转缓和，左腿活动也逐渐变灵活，病情好转。

案 13　寒湿痹案

沈小姐，青年，霞飞路。

一诊　3 月 29 日。

症状：头晕体痛，恶风胸闷，苔白作呕，脉息沉紧。

病理：湿邪内蕴，寒风外干。

病名：痹证。

治法：当与辛温淡化。

处方：川桂枝 12g　生薏仁 24g　姜半夏 15g　川羌活 9g　制川乌 15g（先煎）白杏仁 12g　水炙麻黄 6g　木防己 12g　桑寄生 15g　生香附 9g　生姜 12g　黄郁金 9g

【赏析】

《普济方》有云："皆因体虚，腠理空虚，受风寒湿气而成痹也。"本案患者头晕胸闷，苔白作呕是湿邪内蕴，清阳不升，浊气不降，中阳被困的表现；恶风乃风邪外干所致；脉沉紧为寒阻经脉之象。此为风寒湿邪杂合侵袭人体，而三者中湿邪偏盛。湿邪偏盛，阻痹经络，气血运行受阻，为着痹的基本病机。祝氏据其病机采用辛温淡化之法，用辛温之桂枝、制川乌散寒凝，温经脉，除痹痛；用淡化之生薏仁、姜半夏、木防己利水渗湿、舒筋缓脉；若外风相干则辅以水炙麻黄、白杏仁以祛风解表、散寒胜湿。

案 14　痹证脚软案

芮先生，白尔路。

四诊　1 月 24 日。

症状：痹痛瘥，脚仍酸软，脉息沉缓。

病名：痹。

治法：辛温淡化。

处方：灵磁石 30g（先煎）　黄附子 24g（先煎）　川桂枝 9g　千年健 12g　桑寄生 15g　川独活 9g　川杜仲 15g　巴戟天 24g　仙灵脾 12g　姜半夏 15g　生白术 15g　棉籽霜 12g　宣木瓜 15g

【赏析】

本案患者前三诊治疗散失，但经过三次诊治后脚依然酸软，为寒邪阻痹经络所致；脉息沉缓乃脾虚水湿内停之象。祛风、散寒、除湿、清热、舒筋通络是治疗的基本原则。后期应配伍益气养血，滋补肝肾以扶助正气。祝氏用辛温淡化之法，使用辛温之川桂枝温经脉；辅以温养肝肾，强筋健骨之巴戟天、仙灵脾、桑寄生；加上散寒祛风胜湿治痹痛之独活。全方共奏散寒除湿，温通经脉，补益肝肾之功。

案 15　下虚湿痹案

孙某

一诊　4 月 13 日。

症状：下虚湿痹，连进温养之品，稍瘥。

病名：湿痹。

治法：辛温淡化。

处方：黄附子 30g（先煎）　生西芪 15g　茅术 15g（炒）　巴戟天 24g　生鹿角 24g　炒薏仁 24g　桂枝 12g　大腹皮 12g　磁石 45g（先煎）　杜仲 15g　仙灵脾 15g　川独活 9g　姜半夏 18g

二诊

症状：脉息转缓。

治法：再与前法损益。

处方：附子 90g（先煎）　生白术 15g　白芍 15g　杜仲 15g　淡干姜 9g　鹿角 24g（先煎）　桂枝 15g　巴戟天 30g　酒当归 9g　怀牛膝 12g　仙灵脾 12g　独

活 9g 半夏 15g 羊胫骨一对烧汤煎药。

三诊

治法：再与温养三焦，佐以和络。

处方：附子 60g（先煎） 酒当归 9g 磁石 45g（先煎） 巴戟天 24g 半夏 15g 千年健 15g 生薏仁 18g 桂枝 12g 仙灵脾 12g 独活 9g 鹿角 24g 羊胫骨 30g 西砂仁 9g

【赏析】

本案患者为下虚湿痹，虽然案例症状有所缺漏，但我们依然可以感受到祝氏的一贯风格。因下虚阳虚，所以寒邪入侵，气滞血凝，痰湿阻痹经络。祝氏采用大辛大温方解其寒凝，以黄附子、桂枝、仙灵脾、巴戟天配以独活、姜半夏一贯而终，并随症加减。体现了祝氏"匡扶其自然疗能，控制其疾病"为主导思想的本体疗法。

案 16 寒湿入络案

*马君，因受寒湿较重，上及府胛，下达肘部，手臂既不能上举，又不可下垂，动作维艰，痛苦万状，祝师诊曰：寒湿入于经络，非重用辛温之剂不可，于是以细辛配合附子为方。

炙细辛 6g 黄厚附子(先煎)18g 川羌活 15g 川桂枝 12g 川独活 当归 生白芍 油松节各 15g 丝瓜络 制南星各 12g 鸡血藤 20g 威灵仙 12g

连服 3 帖，疼痛减，再服 5 剂，手臂能活动如常人。

【赏析】

本案患者寒邪与湿邪较重，阻痹经络、气血运行受阻，故手臂活动不便，痛苦万状。祝氏认为寒湿入经络，需用辛温之剂解之。遂以辛温之细辛配以补火助阳、散寒止痛之附子为方来治疗。患者连服三帖症状减轻，再服 5 剂，痊愈，手臂活动如常人。祝氏受"火神派"创始人郑钦安的影响，善用附子，在临床上有奇效，故有"祝附子"之称。

案 17 顽痹案

*张君，男，年约六十岁，腰部及两下肢酸痛，转动维艰，经用活血通络之品，效果不显，后由推拿及针灸治疗，开始时腰部及下肢酸痛似转轻松，仅有半月，痹病又发，另请一医生治疗，细询病情即曰："此为风湿相搏，一身尽疼痛，仲景桂枝芍药知母汤，桂枝附子汤均可用之。"服药稍有效果，但起立转动仍然不便，辗转请祝医诊治，病人对祝曰："素闻君善用经方大名，吾亦服附子不少，而所患非疑难之病，而不见效者，此何故焉？"祝曰："前方为温阳活络之通剂，汝所患者为寒入于阴，阴阳俱亏，所以其效不彰也，阳和汤为祛阴霾回阳之品，古人所谓益火之源，以消阴霾，则气血得和，经脉可通。"

处方：黄厚附子 16g（先煎） 大熟地 16g 麻黄 6g 川桂枝 9g 炮姜 9g 党参 16g 活磁石 30g（先煎） 白芥子 9g 姜半夏 12g 炒白术 12g 鸡血藤 16g 怀山药 14g 炒麦芽 16g 威灵仙 12g 鹿角胶 9g

服药 3 帖，举动轻便，不更前方，继服 6 帖，其病若失。

【赏析】

本案患者患的是顽痹，经过治疗，效果不显。几经辗转，找到祝氏，祝氏认为该患者之前医治效果不明显是因为寒入于阴、阴阳俱亏，前医所用的温阳活络之品不能治本。祝氏采用阴病治阳的方法，用祛阴霾回阳的阳和汤来治疗。阳和汤以熟地黄、鹿角胶为君，二者合用，温阳补血；以温阳散寒、温通血脉的肉桂、姜炭为臣；辅以辛温之白芥子、麻黄。全方宣化寒凝而通经脉，补养精血而扶阳气，化阴凝而布阳气，使筋骨、肌肉、血脉、皮里膜外之阴邪，皆得尽去。患者服药三帖举动轻便，服药九帖活动如常。

案 18 阳虚风湿案

王先生，格罗希路。

一诊 1 月 17 日。

症状：肌热起伏，腺肿，苔腻，脉沉细。

病理：阳虚中湿，风邪外干。

病名：风湿。

治法：当与辛温淡化。

处方：生牡蛎（先煎）30g　茅术 15g　藿梗 9g　姜半夏 18g　北柴胡 6g　黄郁金 9g　赤苓 18g　大腹皮 12g　白杏仁 12g　陈枳壳 9g　生姜 9g　竹节白附子 9g（先煎）

【赏析】

阳虚生内寒，寒凝气机，则脘腹冷痛绵绵，喜温喜按；脾阳不振，不能助胃肠腐熟水谷，水谷不化，下注大肠，则大便清稀或完谷不化，食生冷更伤中阳，油腻碍脾运化，故可加重症状；阳虚不能温煦肌肤，故见形寒肢冷，中焦虚寒，不能温化津液，水湿内停则口淡不渴；水湿溢于肌肤，则肢体浮肿而尿少；脾虚水湿下注，带脉不固，则女子带下清稀色白量多。舌淡胖边有齿痕，苔白滑，脉沉迟无力，均为阳虚内寒之象。风为百病之长，其性轻扬，善行数变，具有发病急，变化快，游走不定的特点。湿为阴邪，湿性重浊、黏滞、趋下，易损伤阳气，阻滞气机。《素问·痹论》云"其风气胜者为行痹，寒气胜者为痛痹，湿气胜者为着痹"。本案阳虚中湿，风邪外干，合而为风湿。中湿阻滞，湿邪易困中焦而生痰，湿聚痰凝而出现腺肿。舌苔腻脉沉细为湿邪内盛、中阳不足的表现。祝氏用竹节白附子、生姜温通经脉，助阳化气；用白术、藿梗、郁金、赤茯苓、大腹皮等健脾利水，行气化湿；姜半夏、白杏仁燥湿化痰；牡蛎潜阳散结；柴胡升举阳气，疏散退热，诸药合力，其效可期。

案 19　风湿相搏，经络壅滞案

邹女士，重广路。

一诊　2 月 17 日。

症状：乳胁引痛，湿疮瘙痒，脉息细缓。

病理：风湿相搏，经络壅滞。

病名：风湿。

治法：当与辛温淡化。

处方：川羌活 9g　生香附 9g　防风 9g（炒）　赤苓皮 15g　漂苍术 15g　荆芥 9g（炒）　生薏仁 18g　赤豆 18g　当归 6g（酒炒）　大腹皮 24g　夏枯草 24g　生姜皮 9g

【赏析】

风为百病之长，其性轻扬，善行数变，具有发病急，变化快，游走不定的特点。湿为阴邪，湿性重浊、黏滞、趋下，易损伤阳气，阻滞气机。本案患者禀性素虚，风湿之邪客于肌肤，凝聚经络而致湿疮瘙痒；风湿相搏，壅滞经络，不通则痛，乳胁主足少阳肝胆之经所循，故乳胁引痛。治宜辛温淡化。祝氏用羌活、防风、荆芥祛风胜湿为主；配以茯苓皮、生姜皮、赤豆、生薏仁、漂苍术等健脾利水渗湿；香附为疏肝理气止痛之要药，气病之总司，女科之主帅；配以当归、大腹皮、夏枯草则解郁理气，活血通络之力更甚。由此可见，同为辛温淡化之法则，此例患者祝氏抓住湿为主要矛盾，以温散风邪，淡渗利湿来对症治疗，可见祝氏用药精妙。

案 20　风湿相搏，胃气不和案

孙女士

一诊　2 月 23 日。

症状：胸闷，纳少，风块时发，脉息沉细。

病理：风湿相搏，胃气不和。

病名：风湿。

治法：当与辛温淡化。

处方：炒荆芥 9g　漂苍术 15g　炒防风 9g　赤苓 18g　川桂枝 6g　姜半夏 18g　麦芽 15g（炒）　海桐 9g　酒连 18g　大腹皮 12g　淡干姜 6g

【赏析】

风为百病之长，其性轻扬，善行数变，具有发病急，变化快，游走不定的特点。湿为阴邪，湿性重浊、黏滞、趋下，易损伤阳气，阻滞气机。案中风湿之邪袭于肌肤，营卫失和致风块时发，此乃患者"阳气外虚"所致。脾胃中焦气虚，健运失司，水湿潴留，复受外风刺激，风湿内阻，故见胸闷纳少等胃气失和之症。祝氏亦与辛温淡化治则，用炒荆芥、炒防风、海桐皮散风胜湿的同时，配以温中散寒，醒脾开胃之桂枝、姜半夏、淡干姜、麦芽；健脾理气化湿之茯苓、大腹皮。方中黄连一味，祝氏用至 18g 之多，黄连乃性寒味苦之药，临床以燥湿解毒为其特长。祝氏起用黄连，其因有二：一取黄连燥湿之力强；二防姜、桂辛温太过，又恐其过寒伤于脾胃，故以酒炮制之，可见祝氏用药的良苦用心。

案 21　白虎历节案

朱女士

一诊　2 月 20 日。

症状：四肢肿痛，寒热间作近增，胸痞气逆，咳呛纳呆，脉缓大。

病理：风湿交阻，营卫不和，经络壅滞，而成历节，中气不足，心脏缓大。

病名：白虎历节。

治法：与强心和营，佐以通阳和络。

处方：川桂枝 12g　酸枣仁 30g（打、先煎）　生白芍 12g　宣木瓜 15g　朱茯神 18g　桑寄生 15g　黄郁金 6g　灵磁石 60g（先煎）　薏苡仁 18g（炒）　黄附子 18g（先煎）　川羌活 6g　远志 4.5g　柏子霜 12g（包）

二诊　2 月 21 日。

症状：胸痞气逆稍瘥，寒减热仍炽，眠食稍安，脉缓大。

治法：再与强心和表。

处方：川桂枝 12g　水炙麻黄 4.5g　川羌活 9g　柏子霜 12g（包）　大腹皮 12g　朱茯神 18g　黄附子 21g（先煎）　酸枣仁 30g（先煎）　仙灵脾 12g　灵磁石 60g（先煎）　生薏仁 24g　桑寄生 15g　黄郁金 6g

【赏析】

　　白虎历节，属痹证范畴，亦有认为属痛痹或风痹者。以关节疼痛循历遍身百节为临床特征，又因"其疾昼静而夜发，发即彻髓，酸疼乍歇，其病如白虎之啮，故名曰白虎之病也"（王焘《外台秘要》）。本案患者素体阳虚，肝肾亏损，致营卫气血涩滞不行，塞遏于骨节周围而瘀结酿痰，致关节肿胀变形而疼痛，活动不利；又因阳气虚，卫外失职，皮毛不固，藩篱空疏，风寒湿邪乘虚袭入，内外之邪相合，阻遏营卫，心阳被遏，故见胸痞、气逆、咳呛；纳呆是因为中气不足；脉缓大是因为阳气不足。祝氏用附子、桂枝温阳强心，益气实卫；配以养心和营之生白芍、酸枣仁、朱茯神、远志；祛风湿、通经络之川羌活、宣木瓜、薏苡仁；益肝温肾，壮骨强筋之桑寄生、棉籽霜。为增强和表实卫之力，祝氏特在二诊时加入水炙麻黄实卫气，固皮毛，内外结合共图之。

案22　胸闷（肋膜炎）案

*一小儿，男，年方四岁，贪凉喜冷饮，复感风寒，夹痰阻于胸中，上中阻隔。胸闷气急，发热怕冷，胸胁疼痛不已，家属心焦，延医诊治，一医用小陷胸汤，胸闷似减，疼痛未轻，寒热下午较甚，疑为疟疾，辗转请祝师，诊曰：此为受寒食冷所致，倘迁延不愈，应双管齐下，治疗要速，庶不致合病也，用薤白头、瓜蒌实、石菖蒲、川桂枝、生白芍、柴胡、桃仁、黄厚附子（先煎）。2帖后，汗出溱溱，病情渐已，热退未尽，与前方加活磁石（先煎）、枳实，2帖而愈。

【赏析】

寒为阴邪，其性寒凉、凝滞、收引，多致腠理、经脉、筋脉收缩拘急，易伤阳气，阻滞气血运行。寒袭肌表，阻遏卫阳，故恶寒发热，无汗；寒束肺窍，故鼻塞流清涕；寒凝经脉，则头身疼痛，脉浮紧；寒邪直中，客于肺系，则见咳嗽、哮喘、咯稀白痰；滞于胃肠，则见脘腹疼痛、肠鸣腹泻、呕吐；寒伤阳气，凝滞血脉，则见肢体拘急，冷痛、蜷卧、面白或青，苔白、脉沉紧甚至脉伏。本案患儿贪凉喜冷饮，复感风寒，夹痰阻于胸中，上中阻隔。祝氏认为此为受寒食冷所致，倘迁延不愈，应双管齐下，治疗快速，也就不会复感风寒，方用石菖蒲开窍豁痰；川桂枝温通经脉，发汗解肌；桃仁活血通络；黄厚附子散寒止痛；瓜蒌实清肺化痰；柴胡升举阳气；薤白头行气导滞，通阳散结；生白芍缓急止痛。2帖后加活磁石、枳实，纳气平喘，化痰散痞，镇惊安神。

案 23　阳虚肢痿案

陶先生，蒲石路。

一诊　2月29日。

症状：苔腻，下利，四肢不仁，脉息虚大。

病理：阳虚失养，不能束骨而利机关。

病名：阳虚肢痿。

治法：当与温潜为主。

处方：磁石 45g（先煎）　附子 24g（先煎）　仙灵脾 12g　桑寄生 15g　生鹿角 15g（先煎）　巴戟天 24g（炒）　棉籽霜 9g（冲服）　白术 18g（炒）　川桂枝 6g　姜半夏 18g　朱茯神 18g　带皮砂仁 9g　炮姜 6g

【赏析】

痿证是指肢体痿软无力，不能随意运动的一类病证，是由情志过用，或房室太过，或湿热郁结，或天热远行劳倦，导致五脏生热，影响到所合的筋骨肌肉，以及皮毛血脉而成。病因虽不一，但五脏有热，耗伤津液的病机是其主要。中医学认为，不论是宗筋失润、诸经失养致痿，还是因为带脉失约而致足痿，都与阳明有着密不可分的联系，所以《内经》提出"治痿独取阳明"之说，对于后世治疗痿证有着重要的临床意义。后世医家亦多采用清热润燥、滋阴清热化湿、活血化瘀等治疗方法。本案患者同时伴见下利、苔腻等症，为脾胃气虚，运化失职之症。"脾气一虚，肺气先绝，百骸溪谷，皆失所养，故宗筋弛纵，骨节空虚。"（《证治汇补》）其脉息虚大，亦为阳气虚之候。祝氏认为"万物皆须假道于胃，受化于脾，阳气盛而后方能物尽其用"。当以温潜为法，用制附子、川桂枝、巴戟天、仙灵脾、棉籽霜、生鹿角、炮姜、桑寄生等大剂温肾通阳，补益肝肾之药；配以健运中州之白术、制半夏，以资气血之源，并使补药动而不滞；磁石专为附子而配，既制附子剽悍之性，又令其直达下焦温肾阳益命火，故见效速度快。

案 24　胸胁痛案

*一病人躬耕南耕，日晒雨淋，由颈背疼痛起因，发展而为胸痛，夜卧不能翻身，翻身则痛更剧，呻吟床蓐，请医用疏解活络之品，效果不理想，由祝医用大剂温通经络之药，始获效机。处方：薤白头、制川乌（先煎）、黄厚附子（先煎）、活磁石（先煎）、羌活、当归、生白芍、黄郁金、陈枳实、桃仁、茯苓。而病大减，疼痛减轻，续服 2 帖，寻愈。

【赏析】

关于胁痛的原因，《内经》认为有寒、热、瘀等方面。如《素问·举痛论》云："寒气客于厥阴之脉，厥阴之脉者，络阴器，系于肝，寒气客于脉中，则血脉泣急，故胁肋与少腹相引痛矣。"日晒雨淋，风夹寒湿邪侵袭人颈背，湿性重着，寒性寒冷凝滞，致使经络不通；夜间阳气入里，不能制约寒邪，所以痛感加剧；颈背处的经络受邪，经络联络于脏腑，邪气传入肺肝，导致胸胁疼痛。祝氏用制川乌、黄厚附子等大辛大热之品，以温经散寒止痛；用磁石制附子剽悍之性；羌活辛苦温，解表散寒，祛风除湿而止痛，尤为适宜上半身痹痛；茯苓利水渗湿；枳实、郁金、桃仁行气活血，疏通经络之气；当归、白芍补血活血，以防温燥之品耗血伤阴。因辨证准确，药物对症，故仅 2 帖而病证大减。

案 25　手足抽搐案

*蒋姓妇人，年四十八岁。每天早晨醒来必手足抽搐，甚或大跳，床几为之倒塌，如此者二三小时，则抽搐自然停止，能勉强进行家务劳动。神志始终清楚，每逢寒暖交替节气，如立春、立秋、冬至等，发作更甚。全家为妇病而担忧，其夫闻有能治此病者，必踵门求医，而所服之方，不外羚羊角、天麻、石决明等药。由于多服凉药，中焦受伤，又并发了胃病，早上呕吐之后，胃痛始减，一病未已，又增一病。后闻祝师善治疑难杂症，即上门求诊。经过诊查，断为虚阳上浮，非肝风也，而胃气受戕，中寒久留。处方：生龙齿（先煎）30g，活磁石（先煎）45g

以潜阳；附子（先煎）12g 益阳气；代赭石（先煎）18g 以镇逆；旋覆花（包）9g，淡干姜9g，温中祛寒理气；全蝎（去毒）6g，大蜈蚣6g 以定惊；另佐姜半夏12g，陈皮9g，炒白术12g 以理中焦。3帖后，抽搐跳动及胃痛呕吐均已大减，虽冬至节降临，疾病亦未大发。药既对症，再用前法。生龙齿（先煎）30g，活磁石45g，黄附子（先煎）12g，淡干姜9g，姜半夏12g，陈皮9g，石菖蒲9g，嫩钩藤12g，全蝎9g，蜈蚣9g，旋覆梗12g，制香附12g。连服4帖，抽搐大定，胃仅隐痛，呕恶全止，心情愉快，胃纳增加，再续服上方4帖以巩固疗效。以后纵然发作，即以原药方照服3帖，病即霍然。

【赏析】

本案患者的抽搐为虚阳上浮所致，其本质是阴的相对过盛而阳的相对过衰，阴盛格阳，导致阳浮越于外。妇人早起阳气随卫气行于体表，阴寒内盛，气滞血瘀，筋脉不能受到濡养，则表现为抽搐之症。后过服寒凉之品，中寒久留，损伤胃阳，并发呕吐、胃痛之症。祝氏用生龙齿、活磁石潜阳，附子补火助阳；代赭石镇逆，旋覆花、干姜温中祛寒理气；全蝎、蜈蚣定惊；姜半夏、陈皮、炒白术以理中焦。服用3帖后，病情好转，且冬至并无大发。另方亦是取温中祛寒，和胃理气之法。连服4帖抽搐大定，续服4帖以固疗效，后有发作，按原方服3帖，抽搐即止。

案26 厥证案

樊女士

一诊 1937年4月15日。

症状：本病腹水，骤见昏厥，肢温，面赤，目反，四肢强直，脉息弦芤而数。

病理：气血上并。

病名：厥证。

治法：当予资寿解语汤法。

处方：羚羊尖4.5g（剉、先煎1小时） 上安桂3g（后入） 黄附子15g（先煎） 水炙南星12g 酸枣仁12g 灵磁石60g 朱茯神15g 川羌活4.5g 火麻

仁 15g　仙半夏 18g　竹沥一汤匙（冲服）　生姜汁一茶匙（冲服）

二诊　4 月 16 日。

症状：厥稍定，已能发言，但错乱无度，脉仍芤数。

病理：神识仍未清明。

病名：同前。

治法：再予前法损益。

处方：黄附子 18g（先煎）　灵磁石 60g（先煎）　生龙齿 30g（先煎）　酸枣 30g　朱茯神 18g　仙半夏 18g　水炙南星 12g　上安桂 3g　仙灵脾 12g　巴戟天 18g　竹沥 30g（冲服）　生姜汁一茶匙（冲服）

【赏析】

本案患者肝肾阴虚，日久阴损及阳，阴阳相失，精气不交，阴陷于下则津液输布失常，导致腹水；阳泛于上则目赤。目反，四肢强直，为肝风夹痰上蒙清窍之象；脉息弦芤而数亦为肝虚风动之候。祝氏取资寿解语汤法，予以温经通络，息风开窍。方中羚羊角咸寒，"平肝舒筋，定风安魂"，附子大辛大热回阳救逆，补火助阳，二者相伍，一寒一热，祝氏谓此："羚羊角治脑，附子治心，体虚而有脑症状者最宜。"故在二诊时，患者厥稍定，自己能发言，但错乱无度，脉仍芤数，为肝风虽息，心神错蒙，髓海空虚，故去羚羊角，加龙齿镇定心神；仙灵脾、巴戟天补肾壮阳益气，加强交通心肾，体现了祝氏治病注重阳气、治病求本的特色。

案 27　头痛案

*孙妇年四十余岁，患头痛多年，经临即发，多医罔效。遇一时医曰：余常以川芎茶调散治头痛，药到病除，月经期患此病，加当归、芍药之品，当无往而不效，其处方为川芎、荆芥、防风、薄荷、生甘草、羌活、白芷、当归、白芍。因诊为头痛风热上冲，惧细辛之辛热而不用，结果适得其反，服药 4 帖，毫无效果。请祝医生诊治。祝曰："阳虚上凉，经期较甚，每于此期头痛发作，余意为风寒之邪，阻气血之流行，适值经临互为因果耳。"处方：细辛、竹节白附、全蝎、活磁石（先煎）、川芎、白香芷、蔓荆子、乌药、川桂枝、防风、炙僵蚕。病人见方有

难色曰："如此辛热活血祛痰之品，前医皆谓余阴虚风热，服此热药其何以堪，颇虑头痛未已，又生他病，是否可用万全之方？"祝曰："有斯病则用斯药，何惧之有，古人云：药不瞑眩，则厥疾勿瘳也，偏用无足轻重之方，病不能愈矣。"病人不得已，将全剂分半煎汤而服，觉无不良反应，始将全剂服下，稍觉头痛减轻，次日服一剂，痛为之逐减，以后每天照原方一剂，3 天后，头痛不作，心情颇为喜悦，笑曰："余之宿疾可从此痊愈矣。"

【赏析】

头痛之病不外乎外感与内伤两端。外感多因六淫邪气侵袭，内伤多与情志不遂、饮食劳倦、跌扑损伤、体虚久病、禀赋不足、房劳过度等因素有关。本案妇女四十多岁，头痛多年，久病多虚，阳虚则卫气不固，易感受风寒邪气，寒凝血涩，络道不通，不通则发为头痛。月经期间出血，血能载气，此时阳气更虚，风寒邪气更易侵袭。祝氏喜用细辛、白芷、桂枝、乌药温通经脉，祛除寒邪；用白附子、防风、僵蚕燥湿化痰，祛风止痉；川芎、全虫行气活血止痛。全方有温阳散寒，活血止痛之功效，针对阳虚外感风寒之头痛疗效佳。

案 28　阳虚感寒类中案

张先生

一诊　1 月 14 日。

症状：耳鸣目花，肢麻言謇，口歪气逆，溲频短，苔白腻，脉沉弦。

病理：下虚上盛，血压过高，气血上并，中湿复盛，经络壅滞，心肾亦衰。

病名：阳虚感寒，类中。

治法：当与潜阳化湿，兼益心肾。

处方：磁石 60g（先煎）　苍术 15g　牡蛎 15g（先煎）　枣仁 24g　明天麻 9g　黑锡丹 9g　朱茯神 18g　姜半夏 24g　附子 15g（先煎）　菊花 6g　桑枝 15g　大腹皮 12g　生姜汁（半茶匙）

二诊　1 月 16 日。

治法：再与潜阳、淡化。

处方：灵磁石 60g（先煎）　茯神 18g　胡芦巴 15g　仙灵脾 12g　苍术 18g　补骨脂 15g　酸枣仁 24g　明天麻 9g　生牡蛎 45g（先煎）　附子 18g（先煎）　姜汁炒川连 2.4g　大腹皮 12g

三诊

症状：诸恙如前，脉仍弦细。

治法：再与前法损益。

处方：灵磁石 60g（先煎）　苍术 18g　酒连 1.8g　生牡蛎 45g（先煎）　云茯神 18g　黄附子 18g（先煎）　姜半夏 30g　上安桂 4.5g（后下）　明天麻 6g　大腹皮 12g　黑锡丹 12g（先煎）　生姜 9g

【赏析】

类中为类中风简称。本案患者素体阳虚，苔白腻、脉沉弦为寒湿内盛之候。寒湿阻滞经络，则会出现肢麻口歪的现象；下虚上盛，气机失调，清阳不升，则耳鸣眼花。治与潜阳化湿，兼益心肾，甚为合拍。祝氏用附子补肾温阳，祛寒化湿；磁石、牡蛎镇静安神；兼以养心安神之朱茯神、枣仁，平肝清肝之明天麻、菊花；健脾和中、化痰通络之苍术、姜半夏、大腹皮、生姜汁；加之黑锡丹温肾助阳。诸药合力，使肾阳充旺，阴霾自散，下元得以巩固，则冲逆自平。

案29　阳脱类中案

葛先生，新闸路仁洛里。

一诊　3月2日。

症状：类中经年，近增气逆，痰鸣自汗，苔腻神衰，脉弦大而芤。

病理：高年真阳已衰，气血上并，湿痰中阻，新为暴寒外干，阳气外越，已成脱亡之象。

病名：类中，阳脱。

治法：急与回阳，镇逆为法。

处方：灵磁石 45g（先煎）　酸枣仁 30g（先煎）　黑锡丹 18g（先煎）　生龙齿 45g（先煎）　别直参 9g（先煎）　远志 18g　朱茯神 18g　姜半夏 18g　黄

附子 24g（先煎）　仙灵脾 12g　橘红 4.5g

【赏析】

此案患者类中多年，阴阳两衰，为外寒所干，正气奋起相搏，无奈积虚已久，力不从心而成脱之危候。故祝氏急用大剂黄附子、黑锡丹回阳固脱，引火归元；辅以镇静养心之灵磁石、酸枣仁、生龙齿、远志等收摄浮离之心神；配以补肾壮阳之仙灵脾；化痰湿，通经络之姜半夏、橘红。方中一味别直参（又名高丽参），其"气味浓厚，色亦重浊，具有温养生发之性，用于脾肾虚寒，真阳衰弱及中气不振……"。因其"有刚健姿态，温升之性，时时流露，所以能振作阳气，战胜阴霾"（《本草正义》）。人参配附子，即是有名的回阳救逆之参附汤，"二药相须，用之得当，则能瞬息化气于乌有之乡，顷刻生阳于命门之内"（《删补名医方论》）。祝氏也认为此为治疗虚脱的无上妙药。

案 30　妇人产后失治类中案

*在四川时，曾治一妇人产后患伤寒甚重，病初起时，他医给以多剂清凉，以致发厥。邀诊，观形察脉，为产后体虚之症，伤寒消耗又多，虽见痉厥，似有余而实不足，一味直折，必戕正气。其夫虽知医，不知体亏亦能致痉厥，连畏温药，于方中去附留羚，再加清凉之品，方义就大不相同。不数日病人忽欲登圊，不觉突然虚脱，急促往诊，已无救矣。医治伤寒必须顾全元气，不可刻意求效。此案祝氏经常言之，语多感慨。后于《伤寒质疑》中复详加记述。又治中风突然痉厥，每用资寿解语汤，附子与羚羊角同用。曾治某女性，中风昏厥，肢温，舌强不语，人事不省，四肢略强直，颜面深红，脉象弦芤而数。方用黄附子（先煎）12g，羚羊角（先煎）4g，肉桂（后下）2g，酸枣仁 20g，川羌活、制南星、火麻仁各 9g，活磁石（先煎）45g，竹沥 1 汤匙，生姜汁 4g，和入药内。祝氏常用此方，每收良效。

【赏析】

本案有病例二则，前者产后体虚又染伤寒，用方去附留羚，再加清凉之品，使得病人虚脱，可见医者未"顾全元气"，一味刻意求效，未见起效，反而致病者亡。第二个案例中，病者中风昏厥，肢温，舌强不语，人事不省，四肢略强直，颜面深红，脉象弦扎而数，祝氏用常人所不常用之方，以羚羊角和附子这一热一凉同用。方中肉桂能补火助阳，引火归元，活血通经，暖脾胃，除积冷，通血脉，酸枣仁、川羌活又可用于风寒湿邪侵袭所致的肢节疼痛、肩背酸痛，尤以上半身疼痛更为适用。对于羌活，《药性论》中有记载："治贼风、失音不语，多痒血癫，手足不遂，口面歪斜，遍身顽痹。"另加祛风定惊，消痞散结的制南星，以及火麻仁、活磁石（先煎）、竹沥、生姜汁等和入药内，凉热相互协调，收效甚益。

案 31　中湿阳浮失眠案

王先生，霞飞坊。

一诊

症状：苔腻中满，寐少梦多，脉息沉缓。

病理：中湿遏阻，胃气不和，阳隔于上。

病名：中湿阳浮。

治法：与温潜淡化。

处方：灵磁石 30g（先煎）　生龙齿 30g（先煎）　黄附子 15g（先煎）　酒连 15g　姜半夏 24g　茅术 15g　藿梗 9g　大腹皮 12g　带皮砂仁 9g　淡干姜 6g

【赏析】

失眠是当今社会人群中较为常见的一种病证，古代文献中亦有称为"不寐""目不瞑""不得眠"等，其多从心脾两虚、阴虚火旺、心胆气虚、痰热内扰、肝郁化火等方面论治。由此案例分析来看，是因为中焦湿热遏阻，胃气不和，精血津液的传输以及机体上下交通的功能丢失，导致心肾之间的生理功能失去协调而引起的失眠。祝氏根据丰富的临床经验给其温潜淡化，以姜半夏、茅术、藿梗、大腹皮、带皮砂仁、淡干姜等中焦之药健脾和中理气，疏理身体上下交通之通道；再以附子配磁石、附子配枣仁、附子配酒连（皆为祝氏临床常用的配伍药对），阴阳协调，寒凉并用，旨在温补肾气，滋补温养阴液，旨在治疗阴虚不足，同时又有养心安神的效果。故神安守舍，心神安定，失眠自愈。

案 32　下虚阳浮失眠案

胡夫人，新闸路同安坊 22 号。

一诊　1 月 20 日。

症状：头晕耳鸣，苔白腻，夜不成寐，便秘，肌热，微有起伏，脉息弦芤。

病理：下虚上盛，中湿隔拒，阳上浮，潜藏失，下虚上盛，隔阳于上。

病名：下虚阳浮，失眠肌热。

治法：当与温潜为主。

处方：灵磁石 60g（先煎）　生牡蛎 45g（先煎）　酸枣仁 24g（先煎）　麦芽 15g　生龙齿 15g（先煎）　黄附子 15g（先煎）　明天麻 6g　姜半夏 24g　大腹皮 12g　茅术 15g　朱茯神 18g　酒连 4.5g（泡冲）

二诊

症状：诸恙如前，脉转沉细。

治法：再与潜阳益脾。

处方：灵磁石 60g（先煎）　生龙齿 45g（先煎）　朱茯神 18g　麦芽 15g　仙灵脾 16g　酸枣仁 24g　明天麻 6g　仙半夏 24g　苦丁茶 2.4g（泡）　茅术 15g　白杏仁 12g（打）　大腹皮 12g　半硫丸 15g（包，先煎）

三诊　1 月 24 日。

症状：寐尚未安，大便行而不畅，苔腻，脉沉缓。

病理：浮阳未敛，心肾不交。

治法：再与前法损益。

处方：灵磁石 60g（先煎）　酸枣仁 24g　生龙齿 45g（先煎）　朱茯神 24g　明天麻 9g　姜半夏 24g　半硫丸 18g（包先煎）　远志 4.5g　仙灵脾 12g　大腹皮 12g　茅术 15g　柏子霜 9g　白杏仁 12g（打）　黄附子 15g（先煎）

【赏析】

本案患者苔白腻为中焦湿盛的表现；湿邪上蒙清窍则头晕、耳鸣，困阻中焦则便秘；不寐为下焦亏虚、潜藏失职、阳气上浮所致；肌热、脉弦芤乃肝肾不足、虚阳外越之象。祝氏据其病机，采取自创的温潜之法，用黄附子配伍磁石、龙牡等重镇潜下之药；佐以健脾行气之茅术、半夏、大腹皮；养心安神之酸枣仁、明天麻、朱茯神。并在此基础上略作增损，终获全效。祝氏温潜之法，源于《伤寒论》，其认为某些心烦、心悸、不寐等症实乃"阳衰不能自秘"，故阳气上浮，心神浮越。因此，在治疗上强调"温以壮其怯，潜以平其逆，引火归元，导龙入海"。本案也体现出祝氏用药的独具匠心。祝氏认为，附子通十二经，可升可降，能随所伍而异其用：附子伍磁石，兴奋加镇静，具有强壮之功，能抑制虚性兴奋，治疗神经衰弱之失眠有良效；附子加酸枣仁，辛通加酸收，有缓和作用，能调节心血管系统自主神经紊乱，治疗心动过速，脉来早搏有特效。本案的温潜之法，正是上述两个配伍得当。当然温潜之法并非适用于所有失眠证型，祝氏认为它主要针对虚证失眠。在虚证中，首先是气虚、阳虚证，主要是心、脾、肾三脏之气虚及阳虚。温潜法与滋阴药配合，产生扶阳摄阴，阳生阴长的作用；与清热药配合，产生泻南补北，交通心肾的作用。

案33 心虚阳浮失眠案

*治一人，年约40岁，患心悸怔忡甚剧，头晕失眠，夜寐梦多，心烦，性情不怡，脉象虚数。方用黄附子（先煎）18g，酸枣仁、活磁石（先煎）、生龙齿（先煎）各30g，柏子仁、朱茯神、夜交藤、炙甘草各12g，川芎9g，淮小麦20g。

【赏析】

对于此案中的失眠，祝氏用具有强心功效的附子与酸枣仁来治疗。祝氏认为此二药之效能胜于西药之毛地黄。西医所推崇的毛地黄强心效果好，但药效并不持久，而且对于有些患者来说毛地黄有副作用，但附子、酸枣仁的强心无此流弊。对于伤寒及杂病病人的心脏衰弱，其处方无不重用此二药。

案34 心肾不足失眠案

*有刘君者，年约四十岁，经常失眠，心悸怔忡，健忘多疑，耳鸣目眩，形容

枯槁，四肢乏力。祝医生曰：病情多端其根则一，并非实火上扰，乃心肾不足，虚阳上浮。祝医生用潜阳法与补肾药并用：活磁石（先煎）30g，生龙齿（先煎）30g，生牡蛎（先煎）30g，黄厚附子（先煎）18g，酸枣仁（打）12g，朱茯神9g，鹿角胶12g，大熟地18g，巴戟天9g，仙灵脾9g，杜仲9g，菟丝子9g，丹参12g，仙半夏9g，炒麦芽12g。此方连服六帖，睡眠得安，心悸怔忡均减，上方略有进出，再服十余帖，其病若失。

【赏析】

本案患者除失眠外还伴有"心悸怔忡""健忘多疑""耳鸣目眩""四肢乏力"等症。虽表现多样，但究其根源，其病并非是实火干扰，而是由于心肾不足，阴虚不足，不能制约阳气，以致阳失所附而浮越于上所致。祝氏根据这一病机，将温潜与安神药并用，即用黄附子、磁石温肾潜阳；生龙齿、生牡蛎镇静安神；酸枣仁、朱茯神宁心安神；鹿角胶补益精血；丹参活血养心。诸药共用，使得睡眠得安，诸症痊愈。

案35 心脾两虚失眠案

曹女士，静安寺路。

一诊 2月17日。

症状：纳呆中满，苔腻，脉弦大，寐不安。

病理：心脾不足，中阳失化。

病名：心脾两虚。

治法：当与温潜淡化。

处方：生牡蛎60g（先煎）　云茯神18g　酸枣仁24g　磁石45g（先煎）　生姜12g　姜夏30g　茅术15g（炒）　川桂枝6g　附子15g（先煎）　生白芍9g　大腹皮12g　藿梗9g　郁金9g

【赏析】

本案患者为饮食停滞所导致的脘腹胀满；苔腻是脾气虚弱，运化失职而导致水湿停留积聚体内；寐不安乃心之阳气不足所致。祝氏断为心脾两虚证，治用温潜淡化之法。方中附子、磁石、牡蛎、枣仁诸药能够将阳不在位，浮散在外之元阳归纳原位而起到养心的作用；茅术、生姜、半夏、大腹皮、藿梗、郁金燥湿健脾，行气除满；桂枝、白芍通阳滋阴，养心安神。方中以附子为代表的温阳药与磁石、牡蛎为代表的潜镇药同用，潜其阳而制其虚亢，最终睡眠安好，病症得愈。

案 36　肝肾不足，下寒上热鼻衄案

陈先生

一诊

症状：鼻衄气促，胸闷，舌苔滑，脉搏虚缓。

病理：肝肾不足，下虚寒而上假热，鼻衄气促，胸闷，舌苔滑、脉虚缓。

治法：当柔肝摄肾为主。

处方：生龙齿 30g（先煎）　菟丝饼 18g　炮姜炭 4.5g　活磁石 30g（先煎）补骨脂 18g　橘红 4.5g　仙半夏 15g　炙苏子 6g　黑锡丹 18g

二诊

症状：鼻衄止，气促微瘥，脉沉虚。

病理：肾气不足，摄纳无权。

治法：仍当温热。

处方：补骨脂 18g　朱茯神 18g　仙半夏 15g　灵磁石 30g（先煎）　炒白术 12g　炙苏子 6g　黑锡丹 15g　覆盆子 12g　炒杜仲 12g　炮姜 4.5g

【赏析】

　　血自鼻道外溢而非外伤、倒经所致者称之为鼻衄，为血证中常见一种。鼻衄多由火热迫血妄行所致，常见证型为热邪犯肺、胃热炽盛、肝火上炎以及气血亏虚，治以清泄肺热、清胃泻火、清肝泻火等凉血止血及补脾摄血之法，体现"实者泻之，虚者补之"之意。本案患者鼻衄，伴见气促、胸闷，舌苔滑，脉虚缓。病机为肝肾不足，下虚寒而上假热。肝肾亏虚，肾阴虚于下，不能潜阳而致阳亢；肾纳气失用则见气促；气血运行失调，则水液流注为患，痰湿阻滞胸中则胸闷；滑苔主水湿内聚为阴邪；脉象虚缓，脉虚为气血不足或脏腑亏虚；脉缓则见于湿

证或脾胃虚弱，脉证相应。祝氏据其病机，取柔肝摄肾之法，以磁石补肾填精潜阳纳气，生龙齿镇惊安神，除烦热，二者柔肝潜藏虚冗之阳使无上僭之弊。半夏、橘红、苏子三者则开宣降逆，燥湿化痰；菟丝子甘辛微温，禀气中和，既可补阳，又可益阴，为滋补肾阴阳两虚要药；补骨脂苦、辛、温，归肾、脾经，既补肾壮阳，又温脾止泻。祝氏以菟丝子、补骨脂一则补肾填精助灵磁石、生龙齿潜藏；二则温脾以促运化，助半夏、橘红、苏子化痰；三则蕴含"阴中求阳"之义，使阳得阴助而生化无穷。祝氏用黑锡丹有"温以壮其怯，潜以平其逆，引火归元，导龙入海"之义，其理论源于《伤寒论》，认为某些心烦、心悸、不寐等症实乃"阳衰不能自秘"，故阳气上浮，心神浮越之证常用之。据此祝氏以温潜之法，潜藏虚阳，火去血止。黑锡丹作用有二，一则镇肾寒，二则化痰饮，诸药送服黑锡丹，共奏柔肝摄肾之效。二诊鼻衄止，气促微瘥，脉沉虚。效不更方，继在前方加减。总之，祝氏见血证而未用血药，以温潜虚越之阳，火去鼻阻自止，足示温潜得法，切中肯綮。

案 37　肝肾下虚，阳失潜养咳血案

韦君

一诊

症状：血溢于上，苔白，脉弦虚。

病理：肝肾下虚，阳失潜养，湿痰中阻。

病名：咳血。

治法：当与温潜为主。

处方：仙半夏 15g　带皮苓 18g　菟丝饼 15g　朱茯神 15g　白芥子 6g　补骨脂 15g　田三七 3g　制川朴 3g　广郁金 12g　黑锡丹 18g

二诊

症状：脉息沉微，弦象已瘥，咳呛痰中有瘀血。

治法：再与前法损益。

处方：补骨脂 18g　炙百部 4.5g　朱茯神 15g　炒杜仲 15g　仙半夏 15g　制

川朴 3g   黑锡丹 15g   覆盆子 12g   菟丝饼 24g   炙苏子 15g

三诊

症状：瘀血咳嗽已瘥，脉转沉迟。

病理：脾肾之阳俱虚。

治法：再与温养。

处方：乌附子 9g（先煎）   补骨脂 18g   炙苏子 6g   朱茯神 15g   巴戟天 18g
炮姜 6g   橘饼半个   炒白术 12g   仙半夏 15g   炙百部 4.5g

四诊

症状：脉息迟而微弦，苔腻，便秘。

病理：脾肾两虚，湿邪遏阻。

治法：再与扶正固本。

处方：乌附子 9g（先煎）   制川朴 3g   巴戟天 15g   炙苏子 6g   炒白术 12g
朱茯神 15g   仙半夏 15g   陈皮 4.5g   白芍 12g   补骨脂 15g   炮姜 6g

五诊

症状：脉转弦缓，胃纳亦增。

病理：脾肾之阳渐化。

治法：再守前法为治。

处方：乌附子 12g（先煎）   仙半夏 15g   带皮苓 15g   仙灵脾 12g   菟丝饼
18g   炮姜 9g   生谷芽 15g   巴戟天 18g   炒白术 12g   制川朴 3g

【赏析】

血由肺及气管外溢，经口而咳出，表现为痰中带血，或痰血相兼，或纯血鲜红，间夹泡沫，均称为咳血，亦称为嗽血或咯血。咳血主要病机为燥热伤肺、肝火犯肺、阴虚肺热。《景岳全书·血证》言："凡治血证，须知其要，而血动之由，惟火惟气耳。故察火者但察其有火无火，但察气者但察其气虚气实，知此四者而得其所以，则治血之法无余义矣。"概而言之，血证的一般治疗原则为治火、治气、治血三个方面。然而祝氏则一反其道用以"温潜"之法，一诊中患者表现为血溢于上，苔白，脉弦虚。弦脉在时应春，在脏属肝；虚脉多见于气血不足，血脉亏损之证。今咳血之人，脉见弦虚，为肝阴不足，气血亏虚之象；气失所依，迫血妄行，则咳血；白苔为湿痰中阻所致。故本病病机为肝肾下虚，阳失潜养，湿痰中阻。祝氏据证治以温潜之法。方中以黑锡丹补肾滋肾、温化下元；仙半夏、带皮苓、白芥子开宣降逆，祛除痰邪；菟丝饼、补骨脂补肾填精，增强黑锡丹、朱茯神潜藏之力，同时助制厚朴、广郁金行祛痰浊。邪去正安，脉循常道，则咳血自止。二诊时患者脉象由弦虚转为沉微，脉沉主里虚，脉微则为气血俱虚，表明药后肝阴充足，已潜虚浮之阳，此处沉微之脉反映出疾病的本质。患者咳呛、痰中有瘀血，为余邪未了，祝氏仍旧采用温潜之法略施调整，去带皮苓、白芥子、三七和广郁金，而加炙百部、朱茯神、炒杜仲、覆盆子、炙苏子增加止咳化痰，补肾潜藏之力。三诊时患者痰血咳嗽已瘥，脉转沉迟，祝氏以脉测证，认为脉转沉迟表明脾肾之阳仍虚，故增乌附子、巴戟天、炮姜、仙灵脾以温脾肾之阳；邪气已去，故去黑锡丹。四诊时患者脉息迟而微弦，苔腻，便秘。迟脉属阴，主寒，为阴盛阳衰之脉，苔腻为脾虚失运，水湿痰浊停滞而致，故增制川朴、炒白术、陈皮以化痰浊；白芍酸甘敛阴，以防温燥太过。五诊时患者脉沉迟转弦缓，胃纳渐增，表明脾肾之阳渐回，效不更方，仍宗前法为治。

案38　肝肾下虚，虚阳上进咯血案

徐世兄

一诊

症状：阳络破伤，咯血盈瓶，时作时止，苔黑而润，脉象虚缓，日轻夜重。

病理：肝肾下虚，因感身热，虚阳上逆，血亦随之。

病名：咯血。

治法：潜阳摄肾为主。

处方：生龙齿30g（先煎）　覆盆子15g　灵磁石30g（先煎）　朱茯神18g
炮姜6g　补骨脂18g　仙半夏24g　黑锡丹9g

二诊

症状：昨与潜阳摄肾，咯血稍瘥，脉亦略敛。

病理：下虚阳浮，血溢于上。

治法：再与前法出入为治。

处方：补骨脂 18g　仙半夏 18g　生牡蛎 30g（先煎）　生龙齿 30g（先煎）朱茯神 15g　生三七 2.1g　黑锡丹 6g　乌附子 9g（先煎）　炮姜炭 6g　菟丝饼 18g

三诊

症状：连进潜阳摄肾，脉转沉细。血少色淡，咳时热气上腾。

病理：肝肾之阳仍未潜摄。

治法：再与柔肝摄肾，兼肃肺气。

处方：生龙齿 45g（先煎）　生牡蛎 45g（先煎）　炙苏子 6g　仙半夏 18g 炙百部 4.5g　朱茯神 18g　菟丝饼 24g　补骨脂 24g　炮姜炭 6g　巴戟天 18g　陈皮 3g　黑锡丹 9g

四诊

症状：脉转虚缓，热渐较平，苔心黑色未尽褪。

病理：肝肾虚阳，已有潜藏之势，寒热邪瘀滞，尚未尽降。

治法：再与摄阳肃肺。

处方：乌附子 12g（先煎）　仙半夏 18g　制百部 4.5g　生龙齿 45g（先煎）淡干姜 4.5g　玉蝴蝶 6g　田三七 3g　生牡蛎 45g（先煎）　炙苏子 3g　菟丝饼 24g

五诊

症状：血止，浊痰犹多，黑苔已化，脉应指。

病理：中阳渐复，肝肾亦潜。

治法：再与昨法为治。

处方：乌附子 12g（先煎）　菟丝饼 24g　仙半夏 15g　淡干姜 6g　生龙齿 45g（先煎）　补骨脂 24g　沙苑子 15g　炙苏子 4.5g　生牡蛎 45g（先煎）　覆盆子 12g　朱茯神 15g

六诊

症状：血止两日未见，脉转虚缓，苔化而唇稍红。

病理：肝肾之阳，犹少潜摄。

治法：再与温潜为主。

处方：生龙齿 45g（先煎）　淡干姜 6g　仙半夏 15g　炙苏子 4.5g　灵磁石

45g（先煎）　甘枸杞 12g　补骨脂 24g　橘红 4.5g　乌附子 15g（先煎）　菟丝饼 24g　炒白薇 3g

七诊

症状：血止三日，复感微寒，咳呛胸痛，脉虚弦。

病理：肝肾之阳稍潜。

治法：再与温潜，兼调肺肾。

处方：炙百部 4.5g　灵磁石 30g（先煎）　补骨脂 18g　炙苏子 4.5g　乌附子 15g（先煎）　仙半夏 15g　橘红 4.5g　生龙齿 30g（先煎）　炮姜炭 6g　覆盆子 12g

八诊

症状：脉息日渐缓和，胃纳亦增。

病理：肝肾潜纳，营卫不调。

治法：再与柔肝填肾。

处方：生龙齿 45g（先煎）　乌附子 15g（先煎）　炙苏子 4.5g　补骨脂 16g　朱茯神 4.5g　怀山药 15g　淡干姜 4.5g　菟丝饼 18g　活磁石 30g（先煎）　熟地炭 15g　仙半夏 15g

九诊

症状：面部红色已褪，寐食已安，痰色犹浊。

病理：肝肾潜藏，肺胃余热未清。

治法：仍宜前意。

处方：生龙骨 30g（先煎）　仙半夏 12g　熟地炭 18g　生牡蛎 30g（先煎）　云茯苓 15g　炙苏子 4.5g　陈皮 3g　乌附子 9g（先煎）　炒白术 12g　菟丝饼 18g　淡干姜 3g

【赏析】

明·缪希雍《先醒斋医学广笔记·吐血》有云："宜行血不宜止血；宜补肝不宜伐肝；宜降气不宜降火"，提出行血、补肝、降气三法，至今用于临床诊治。咯血根据症状与体征有火热亢盛、阴虚火旺及气虚不摄之分。本病案患者一诊时脉象虚缓，提示患者气血亏虚；患者肝肾下虚，因感身热，虚阳上进，血亦随之，故见咯血盈瓶，时作时止之象，故治以潜阳摄肾之法。方中生龙齿、覆盆子、灵磁石、黑锡丹、补骨脂补肾潜阳；仙半夏、炮姜燥湿化痰；朱茯神养心安神。治疗期间祝氏根据苔黑而润酌情添加附子温化寒湿；伍龙骨、牡蛎补肾潜阳；炙苏子、橘红温化寒湿之邪。纵观本病例整个医治过程，一诊脉象虚缓（苔黑而润）→脉亦略敛→脉转沉细→脉转虚缓（苔心黑色）→脉应指（黑苔已化）→脉转虚缓（苔化）→脉虚弦→脉息日渐缓和→九诊病愈（未描述脉象苔诊），整个治疗过程基于脉诊舌苔的变化遣方调药，诊治咯血直至脉象缓和方可停药。祝氏以温潜之法为治疗原则，以病证结合为诊断要点，酌情增减药物。

案39　形体瘦弱，虚阳上浮咯血案

*有王君者，年三十许，患咯血甚剧，形瘦体弱，咳则咯血，某医生谓："肝阳上亢，肝阴亏虚而络脉损破，所谓木叩金鸣，恐入痨瘵之途，慎之慎之。"是故患者精神负担加重，转请祝医生诊治。祝医生察色按脉，先别阴阳，曰："此虚阳上浮也，病属小疾，何惧之有！能服吾药，不听闲言，则指日可瘥。"今忆其处方为：活磁石（先煎）45g，生龙齿（先煎）30g，黄厚附子（先煎）12g，炮姜炭9g，茜根炭9g，三七粉（分吞）4g，仙鹤草12g，酸枣仁（打）9g，朱茯神9g，炒麦芽12g，陈棕炭9g，党参12g。服药二帖后，颜面浮红顿减，咯血已少一半，精神为之一振，再去复诊。祝医生曰："虚阳大解矣，再服四帖，咯血可止，毋庸服药。"

【赏析】

本案主要证候为咯血，形瘦体弱，颜面浮红，咳则咯血，未详述脉象。因肺痨以咳嗽、咯血、潮热、盗汗及身体逐渐消瘦为主要特征，故某医生认为本案患者咯血、消瘦，木叩金鸣，有恐入痨瘵之虞。然祝氏据证断其病机为"虚阳上浮"，治用"温潜"之法，温以去其阴寒，潜以平其上逆，引火归元，导龙入海，火去血止。祝氏云："气为血帅，气升则血升，气降则血降，出血在上而虚者，温潜而纳之，出血在下而虚者，温提而举之，佐以对证之药。"所以本案祝氏用黄厚附子兴奋机体阳气，磁石补肾填精潜阳纳气，生龙齿镇静安神，三者合用以镇虚妄之气；酸枣仁、朱茯神佐以安神，神安则气平，气机运行各司其路；炮姜炭、茜根炭、三七粉、仙鹤草则补血敛血合用止虚妄之血；党参、炒麦芽健脾增加摄血，诸药合奏温潜固摄之效。因病证相合，方证对应，六帖后咯血已止。

案40 心肾俱衰，阴络皮损痔血案

王女士，蒲石路。

一诊 2月23日。

症状：胸痞而痛，头晕肢酸，苔腻，脉细缓，痔血。

病理：阳虚饮聚，心肾俱衰，阴络皮损。

病名：下虚，痔血。

治法：当与扶阳理脾，兼培心肾。

处方：灵磁石45g（先煎） 补骨脂18g 淡吴萸9g 云茯神15g 覆盆子12g 茅术15g（炒） 酸枣仁24g 胡芦巴12g 姜半夏15g 黄附子15g（先煎） 炮姜9g 桑寄生15g 槐角炭12g

【赏析】

痔是直肠末端黏膜下和肛管下的静脉丛发生扩大曲张所形成的柔软静脉团或肛管下端皮下血栓形成或增生的结缔组织，俗称痔疮。痔血是内痔常见的早期症状。其病因病机主要是由于先天性静脉薄弱，兼因饮食不节、过食辛辣醇酒厚味，燥热内生，下迫大肠，以及久坐久蹲、负重远行、便秘努责、妇女生育过多，腹腔癥瘕，致血行不畅，血液瘀积，热与血相搏，气血纵横，筋脉交错，结滞不散而成。本案症见胸痞而痛，头晕肢酸，苔腻。胸痹多由上焦阳气不足，胸阳不振，下焦阴寒过盛而致，同心肾俱衰密切相关；苔腻为中阳湿阻之征；便血为阳气亏虚，不能摄血所致；脉细缓，乃气血亏虚之脉。故祝氏断为阳虚饮聚，心肾俱衰，阴络皮损之证。治以扶阳理脾，兼培心肾之法。方中黄附子、补骨脂、胡芦巴、桑寄生振阳补肾为君；白术、吴茱萸、姜半夏健脾阳补中土，增摄血之本为臣；佐以酸枣仁、灵磁石、云茯神养心安神；槐花炭清除下焦热毒，凉血止血，重在治本。诸药共奏扶阳理脾，培育心肾，兼以凉血止血之功，然重在治本以治痔血。祝氏云："血证忌温，此为当然，亦非必然，何以故，气为血帅，气升则血升，气

降则血降，出血在上而虚者，温潜而纳之，出血在下而虚者，温提而举之，佐以对证之药。"

案41 阳气亏虚便血案

曹先生，霞飞路16号。

一诊 1月20日。

症状：肌热一周已过，神昏便黑，舌干有糜且现呃逆，脉息虚缓。

病理：寒邪外干，营卫不和，表邪内陷，肠膜出血，高年正气久衰，终属险候。

病名：少阴伤寒（便血）。

治法：当与潜阳强心，和中达表。

处方：灵磁石60g 川桂枝6g 姜半夏18g 黄附子15g（先煎） 生龙齿30g 水炙麻黄3g 白术15g 赤石脂24g 粉葛根9g 酸枣仁24g 朱茯神18g 炮姜炭6g 大腹皮12g

【赏析】

便血是指胃肠脉络受损，出现血液随大便而下，或大便呈柏油样为主要临床表现的病证。由胃肠之脉络受损所致，临床主要见于胃肠道的炎症、溃疡、肿瘤、息肉、憩室炎等。本案患者高龄，肌热一周，为外感寒邪，营卫不和；一周已过则外邪不解，表邪内陷，阳气衰竭，清窍失养，神无所倚，阳气欲脱而见神昏；阳虚气化不行，津不上承，阻于中焦，湿浊内蕴，故见舌干糜；气虚摄血无力，故见便血；胃阴耗伤，胃失和降，则呃逆且舌干；脉虚缓，为气血不足之象。祝氏断其病机为寒邪外干，营卫不和，表邪内陷，肠膜出血之证。治用潜阳强心，和中达表之法，遂用大剂灵磁石配附子回阳潜阳，既兴奋衰竭之心阳，又镇心以安神；炙麻黄、粉葛根、桂枝解肌透表、通阳散寒；白术、姜半夏、大腹皮补气益脾，化痰祛湿；生龙齿、酸枣仁、朱茯神养心安神；赤石脂、炮姜炭温中回阳，止血固下。诸药合力，益心强气壮，提高机体抵抗力，则正胜邪退矣。

儿科疾病

案 1　疳证案

*黄幼，年方 2 岁，体质尚可，由于家长偏护，任其杂食，以致不能消化，积聚腹中生虫，久成疳臌，身体日渐消瘦。家人以其虚也，为其乱投补品，驯致不吃正食，反爱偏食，甚至墙粉、烟头、烟灰之属，莫不爱好。腹部胀满，按之膨膨然而坚硬，低热连绵，形瘦色皎，家人甚忧之。

某医曰："此小儿疳病也，因不早日延医服药，故救治为难。现病情非常棘手，欲去低热而用甘寒养阴，有碍疳积。若攻坚，不独伤气破血，更伤阴分。"勉用青蒿、鳖甲、胡黄连、鸡内金之类以塞责。药后热度不退，便觉胃腹隐痛，泛泛作恶。

乃另易他医曰："汝儿所患之病诚为疳积重证，颜面瘦削，乍白乍黄，低热不退，腹坚硬不软，肚大青筋，头发如穗，病邪已要，荣血枯槁，此即所谓败证，甚难医治。"以七味白术散法，曾服多剂，亦无丝毫效果。

家人甚恐，似此顽疾久延不愈，必有性命之忧，于是请祝味菊医生为其诊治，祝一诊即曰："此为疳臌也，肝脾皆已肿矣，疳积之病，虽怕低热而用养阴之剂，更使其坚硬难消，复伤脾阳。此医之处方，尚属中肯，奈手段太小耳。"祝师又曰："能服余药，不中途易辙，当尽力为小儿救治，若听信他言，朝三暮四，当敬谢不敏也。"

处方：带皮槟榔 12g　芜荑、炙全蝎各 6g　胡黄连 2.4g　使君子 9g　炙甘草 5g　黄厚附子（先煎）9g　活磁石（先煎）30g　炒茅术 9g　带皮苓 18g　川桂术、淡干姜各 5g

患儿家长认为剂量太大，将原方分 5 次服下，2 小时服 1 次，服后肠中雷鸣，隐痛遂减，烦躁亦止，继服 3 帖，病情大减，脉象转缓，腹围减小不硬，低热得退，胃纳渐馨，面色红润，渐如常人。再服 2 帖，减去槟榔，全蝎改为 3g 而痊愈。

弟子问祝师曰："如此疳臌重证，肝脾肿大，发形如穗，确属败证，吾师单刀直入，克奏其攻，请有以教之。"师曰："病儿初服养阴清热软坚之品，当属无效，另医从健肝杀虫入手，未可厚非，七味白术散法，虽有白术、党参之健肝，鸡内金、胡黄连、使君子之杀虫，而无槟榔、全蝎之功，此积之不易消除，其尤甚者，用党参而不用附子，缩手缩脚，病不能减，余用扶阳之附子，走而不守，尚能面面俱到，此疳臌之能愈也。"

【赏析】

疳证是以小儿为主的病证，是由喂养不当或多种疾病影响，导致脾胃受损，气液耗伤而形成的一种慢性疾病。临床以形体消瘦，面色无华，毛发干枯，精神萎靡或烦躁，饮食异常为特征。因其起病缓慢，病程迁延，不同程度地影响小儿的生长发育，严重者还可导致阴竭阳脱，卒然走险。本案患儿形体消瘦，发形如穗、嗜食异物、腹部胀满，按之膨膨然而坚硬，低热连绵，为疳积败证，其治应消积理脾，补益气血，然服养阴清热软坚、健肝杀虫之品均无效。祝氏认为"疳臌也，肝脾皆已肿矣，疳积之病，虽怕低热而用养阴之剂，更使其坚硬难消，复伤脾阳"。祝氏根据患儿证候，以温通破积为治疗原则，以带皮槟榔、芜荑、全蝎力在破积；以扶阳之附子，走而不守，开通经络；仍以灵磁石配附子回阳潜阳，起到"单刀直入，克奏其攻"之力，其言："附子兴奋，磁石镇静，兴奋伍镇静，失其兴奋镇静而为强壮，此犹红色与青色相合，失其原有之青红二色，而为锦烂之紫也"，余药则健脾养阴清热以疗次证，服 5 贴后患儿痊愈。

案 2　脾肺中寒麻疹案

*曾幼，年 4 岁，发热头晕不退已经 3 日，鼻塞，喷嚏，眼羞明流泪，声音嘶哑，咳嗽不爽，倦怠思睡，颜面略有疹点，胸闷烦躁不安，小溲短黄，舌苔薄腻，脉象浮数，专家以小儿内蕴胎毒，外受风热，用辛凉之剂 2 帖，不仅无效，而发热增高，咳嗽气急，痰不易出，烦躁无汗。祝师诊治曰："无恐也。"用辛温之剂，予以外透。

川桂枝、葛根各 6g　生麻黄 3g　光杏仁 9g　活磁石(先煎)30g　郁金 9g　陈皮 6g　陈枳壳、生薏仁、姜半夏、苏叶各 9g

病人家长略知医，因其药辛温而畏惧。祝曰："君何惧之有，麻疹郁闷不出，肺气闭塞；如再不外透，则病变百出，用辛温透达，汗一外出，则汗出疹显而病退矣。"于是先服 1 帖，汗出溱溱，痧子外出，颜面上身及四肢点点外显，咳嗽即爽，气急亦平，小儿喃喃作语，思欲饮食，举家欢欣，再服 2 帖，热退咳减痰活而愈。

【赏析】

麻疹是感受麻疹时邪引起的一种急性出疹性传染病。临床以发热畏寒、咳嗽咽痛、鼻塞流涕，泪水汪汪，畏光羞明，口腔两颊近臼齿处可见麻疹黏膜斑，周身皮肤按序步发麻粒样大小的红色斑丘疹，皮疹消退时有糠麸样脱屑和色素沉着斑等为特征。麻疹发病的原因为感受麻疹时邪，主要病变在肺脾。

然祝氏以辛温透达为治疗原则，屡起沉疴，疗效显著，将整体观念、辨证论治用到极致。祝氏曰："医麻疹也要辨证，不能以疹为热毒成见，横于胸中，大汗壮热不退，方须用凉药，如竹叶石膏之类，其他如颜面及鼻上均未见疹，俗称白面痧子，即为中寒，温药可用，附子肉桂一温即出，疹子初起，未见热象，宜忌辛凉，桂枝、葛根为主药，卫气闭时，可用麻黄。"其根据辨证提出麻疹的治疗原则，即壮热不退可用凉药清热解毒透疹，如病机为中寒，当以温药透疹。案中曾幼发热头晕不退，已经 3 日，经前医治疗后无效，且发热增高，咳嗽气急，痰不易出，烦躁无汗，颜面及鼻上均未见疹，故祝氏辨证为脾肺中寒，治用温药透疹之法。方中桂枝、葛根、麻黄，服用 1 帖，则汗出溱溱，疹子随辛温之药透达外出，疹出身安，跟服 2 帖，疹出热退咳减痰化而愈。

案 3 白鼻痧子案

*何幼，年 4 岁，体质素弱，近日染麻疹，热度不高，大便溏薄，医用葛根黄芩黄连汤，全身疹点已隐，颜面鼻部始终未见痧子，中医名为白鼻痧子，此时小儿四肢无力，手足不温，大便溏薄，咳嗽气急，痰不易出。再请医为其诊治，此时痧子不出，咳嗽气急，大便溏薄，确属险证，用辛凉加辛温与和中之品以塞责，药后毫无效果，病儿精神更加不振，不能坐起。

转请祝师诊治，一诊即曰："痧子未透而回，而身体日渐衰弱，病热颇重，其重在于虚弱易脱也。"如今之计，救虚脱为主，佐以和中化痰疏透之品，尚可挽回，甚惧旁言掣肘，不能成其功也。

黄厚附子（先煎）9g，人参（先煎）6g，活磁石（先煎）30g，葛根、川桂枝各 6g，姜半夏、橘皮、黄郁金、莱菔子（包）各 9g，广木香 6g，炒枳壳 9g，生薏仁 12 g

家属考虑热药对病情不利，将此方分 4 次服之，2 帖后，手足温和，泄泻减少，痧子再现，大便不溏，患儿能坐起思食，再服 3 帖，胸闷舒，气急平而愈。

【赏析】

白鼻痧子是指感染疫毒后，周身可见疹点，唯独颜面鼻部未见痧子，痧毒每易内陷而成逆证。其病机为正不胜邪，毒不外泄，反陷入里，客于营血，内传脏腑所致。本案例患者染麻疹，热度不高，大便溏薄，服用葛根芩连汤后虽全身疹点已隐，但颜面鼻部始终未见痧子，提示痧毒内陷；咳嗽气急，大便溏薄当属脾肺俱虚之危候。就诊于祝氏，祝氏即曰："痧子未透而回，而身体日渐衰弱，病热颇重，其重在于虚弱易脱也"，其治疗以救虚脱为主，佐以和中化痰疏透之品。方中仍用"温潜之法"，以扶阳之附子开通经络、镇静之灵磁石配附子回阳潜阳，伍大补元气之人参复脉固脱，升阳止泻之葛根解毒透疹，以药探证，患儿有胸闷不舒的证候，所以祝氏佐以桂枝、姜半夏、橘皮、黄郁金、莱菔子、广木香、炒枳壳、生薏苡仁和中化痰疏透，方证相应，服 5 帖，胸闷舒，气急平而愈。

案 4　慢脾风案

*唐儿年方 4 岁，身体瘦弱，面目清癯。见之者皆曰，此儿将无长寿也。一天气候突变，受寒伤食，发热泄泻，日夜共达十余次之多。医以消食和中之剂不应，转请儿科名医诊治，泄泻发热，依然不减，四肢清冷，两眼露睛，夜来自汗不止，头额下垂，形神萎顿。该医告其家属曰："此儿根基不固，阳气衰惫，况泄泻经旬，无法以维持其正气，正气竭命亦随之，此病极难医也。"勉为拟方：附子 6g，炮姜 6g，炒白术 6g，炙鸡内金 9g。连服 2 帖，病不少减。

其戚睹其状，介绍祝师为其诊治。祝师诊之曰："阳气衰微，中寒内阻，泄泻不已，两眼露睛，四肢清冷，略有抽搐，系属慢脾惊之重证，病势虽危，当竭力图之"。

处方：附子 12g　人参 9g　炮姜 9g　炒白术 12g　肉豆蔻 9g　五味子 6g　煨木香 6g　姜半夏 12g

连服 2 帖，泄泻止，头额不下垂，睡不露睛，精神好转。再服 2 帖，疾病逐渐向愈。患者唐君现已 50 岁，身体健康。尝曰："余之二次生命，均为祝医生之所赐也。"

【赏析】

惊风是小儿时期常见的急重病证，临床以抽搐、神昏为主要症状。惊风一般分为急惊风、慢惊风两大类。慢惊风中出现纯阴无阳的危重证候，称为慢脾风。慢脾风即慢惊风的脾肾阳衰证，阳虚极而生内风，为虚极之候、纯阴之症。症见：精神萎顿，昏睡露睛，面白无华或灰滞，口鼻气冷，额汗不温，四肢厥冷，溲清便溏，手足蠕动震颤，舌质淡，苔薄白，脉沉缓。其病因病机主要为暴泻久泻之后，体内阳气衰竭，阳虚极而生内风，治当温补脾肾，回阳救逆。

本例患儿 4 岁，素体瘦弱，面目清癯，感寒泄泻后，前医给予消食和中之剂不应，病情加重；后医又给予附子、炮姜、炒白术、炙鸡内金等温阳健脾之药，然量小力微，仍泄泻不已。及祝氏诊之，认为患儿身体瘦弱，阳气衰微，中焦受损，而致泄泻；中寒内阻，泄泻不止，阳气暴脱，故两眼露睛，四肢清冷；土虚木贼，肝木乘脾土，而致抽搐。断为阳气衰微，中寒内阻的慢脾惊之重证，治以温阳散寒之法，给予大剂温阳固脱之药。方中附子走而不守，干姜守而不走，人参补气固脱，白术健脾益气，佐以温中行气、化痰燥湿之品共奏益气回阳固脱之效。因辨证准确，仅 4 帖而救患者于危难之外。

外科疾病

案1 疮疡案

*一病人腋部红肿疼痛，医生用清热消肿之剂，如金银花、丹皮、赤芍、当归、蒲公英之属。服药4帖后，腋部红渐淡，肿转硬，举动困难，换一疡医诊曰："阳证变阴矣，不能再用清凉之药矣。"处方：生黄芪、当归、熟地、川芎、党参、白术、茯苓、甘草、炒白芍、大贝母、陈皮。服药5帖后，寒热早退暮作，腋部肿胀较甚，高高突起，心情烦躁，曰："余病有增无减，此药不对症也。"

请祝医生诊曰："疡医处方大致不谬，希勿责怪，但手段太小耳。"刻诊：腋部肿胀高起，按之软凹，而寒热早退暮作医学上称为弛张热，为化脓之征象，疡医用温托之药，量轻似不够全面，吾于其方酌量修改，当可转愈矣。处方：黄芪、当归、大熟地、人参、炒白术、炒白芍、黄厚附子（先煎）、活磁石（先煎）、柴胡、穿山甲、皂角刺、桔梗。病人见曰："余请祝师诊视，实虑疡医之药太温，岂料君之药胜其数倍，余将何以服下？"祝曰："腋部已经化脓，要点在使脓外出，汝体力不足以排脓，故用如此大剂，汝何恐之有，如有他变，当为负责也。"病人曰："如是余即服之。"

3帖脓出肿消，胃纳增，寒热退，继续服用前方，于桔梗一味加倍，腋部疮口脓白而稠，逐渐出清，肌肉渐增，手部操作如常，精神大增，后改用十全大补丸而愈。病人笑对祝医生曰："人谓医生有割股之心，今遇高明如祝君者，益信此言之不证也。"

【赏析】

疮疡是各种致病因素侵袭人体后引起的体表化脓性疾病，包括急性和慢性两大类。正邪交争决定着疮疡初期、中期、溃疡期和后期疾病的发展和转归。本案患者腋部红肿疼痛为疮疡初期，前医给予清热解毒之法，患者服后腋部红渐淡，肿转硬，举动困难，后医运用托法以托毒外出，然服后寒热早退暮作，腋部肿胀较甚，高高突起，心情烦躁。及祝氏诊之，认为前疡医治法大致准确，但"用温托之药，量轻似不够全面"。故在前方中加黄附子、活磁石以温通扶正，佐以柴胡、穿山甲、皂角刺、桔梗增强透毒消肿溃痈排脓外出之力。祝氏认为腋部已经化脓，重点在使邪外出，而患者体力不足以排除，故用如此大剂，服药 3 帖后脓出肿消，胃纳增，寒热退，正胜邪退，守方不便，继续服用前方，仅于桔梗一味加倍增加排脓之力。药后腋部疮口肤白而稠，逐渐出清，肌肉渐增，手部操作如常，精神大增，后改用十全大补丸气血双补而愈。诚如祝氏所言："及其既病，则当首重阳气，阳衰一分，则病进一分；正旺一分，则邪却一分，扶阳的方式达到回复人体自然疗能，正盛邪退的作用"。

案 2 疔疮走黄案

*李君年四十五，左腿阴冷牵引疼痛，5 天之后，恶寒发热，迁延不退，左腿痛楚又增，肿起包块 1 个，按之硬中有软，逐渐增大，红肿嫩热，上午热度 37.5℃，下午 39.5℃以上，有针刺感，重症面容，食欲不振，四肢软弱无力，不能行路。邀请疡医诊治，一诊即曰："此病为热炽血瘀，病毒不轻，属于疔类，有走黄之危。"用清热败毒之药，如野菊花、金银花、蒲公英、赤芍、天花粉、紫花地丁、黄芩之属，服药 3 帖，毫无效果，反致患处边缘不清，红肿而转硬，行动更难，口淡无味，饮食少进，形神萎弱。医曰热毒已清，可毋虑有疔疮走黄之危，前方既效，不需更改，仅于原方中略改一二。但病人心中颇为不解，即对疡医曰："吾全身颇为不舒，饮食日减，倘再迁延，将不起矣，何况红肿虽减，而反僵硬，不能动作，疼痛不止，将为之何！"疡医只得安慰。并嘱其服 2 剂后再设法等语。适李之友人前来探视，见其病情严惩，建议应请有见识之医生力挽危局，否则后果不堪设想。

于是邀请祝医生前来诊视：脉息沉细而弱，面容㿠白，语言微，阳气耗伤，阴霾弥漫，患处红肿淡而坚硬，低热上下，均非佳兆。病人甚恐曰："吾日夜均惧疔疮走黄，多服凉药误事，请祝医生竭力救治，当终身不忘。"祝曰："汝病虽重，尚可设法，希听信吾，勿改变宗旨为要。"处方：黄厚附子（先煎）12g，黄芪、党参各20g，当归、炒白术、桔梗、川芎各9g，活磁石（先煎）30g，怀山药9g，西砂仁（后下）6g，茯苓9g，炙甲片6g，川桂枝、炒白芍各9g。病人一见方颇有难色曰："服如此重药，是否疔疮走黄乎，吾甚胆怯。"祝曰："汝服多剂凉药，毫无胆怯，致使病入膏肓，如惧药不服，岂能转危为安？"再经亲友相劝，服药

3帖，即有卓效，患处僵硬转软，转动稍便，精神振作，饮食能进，自揣可得重生，于是再邀祝师诊治，病情大有起色，一派悲伤之状，为之一扫。笑曰："幸逢名医如祝君者，真使吾起死回生也。"祝为之再处方如下：黄厚附子（先煎）12g，黄芪20g，别直参10g，当归、白芍、川芎、白芥子各9g，大熟地12g，活磁石（先煎）30g，炙甲片6g，皂角刺9g，桔梗12g，怀山药9g，炒白术12g。此药连服3帖，精神大振，胃口奇香，晦暗之色渐清，言语甚为有力，患处疮口出脓，色黄白黏腻，局部消毒，脓出已清，逐渐收口，以后用温补之药，调理而愈。

【赏析】

疔疮走黄为火毒炽盛，早期失治，毒势未能及时控制，导致毒邪走散入营，内攻脏腑而引起的一种全身性的危险证候。相当于西医的全身性急性化脓性感染。其特点是疮顶突然凹陷，色黑无脓，肿势迅速扩散，伴见心烦作躁，神识昏愦等症。走黄内治以清热凉血解毒为主，外治主要是处理原发病灶。本案患者面容㿠白，语言微，脉息沉细而弱，为阳气衰微气血亏虚所致；阳气温煦功能减退，则血液凝滞，脉络缩蜷，气血凝滞，患处则红肿淡而坚硬，低热上下。患者脉症相应，提示阳气虚损，正气衰微而致走黄。祝氏据患者脉症，弃清热解毒之法，使用温补排脓之法。方中黄附子与补虚药黄芪、党参、当归、炒白术、山药等药配伍补阳扶正；炙穿山甲消肿溃痈；桂枝温通经脉；白芍养血柔肝；仍旧佐磁石以免僭逆之患。服药3帖，患处僵硬转软，转动稍便，精神振作，饮食能进。故去通阳祛湿之桂枝、砂仁、山药、茯苓；增白芥子温中散寒、通络止痛；大熟地滋阴补血；皂角刺消肿托毒排脓。连服3帖，病情显著缓解，继用温补之药，调理而愈。

案3 湿疹案

*有钱君者，年三十余岁，平素嗜酒与膏粱之品，大便经常秘结，为日既久，湿浊内蕴，血行不畅，胸腹部皮肤出现疙瘩，颜色鲜红，瘙痒甚剧，只得用手搔破，皮破血出，始能缓解，以后蔓延全身，辗转反侧，不能入眠，心甚苦之。疡医诊为湿热蕴久化热，入于血分，发为湿疹，用清热化湿凉血之药，如生地、赤

芍、龙胆草之属，服药 2 帖，湿疹较淡，瘙痒未减，疙瘩硬结，精神萎顿，不思纳谷，心中烦闷，自思湿疹系属小恙，为何不见效果呢？经西医用针药亦乏效，后由友人介绍祝医生诊治，但心有不释：祝君以用温药治内科取胜，外科皮肤病非其所长。另请疡医善治皮肤病者，亦用凉血清热之剂，仍不见起色，不得已，始决心请祝医生诊治。

处方：黄厚附子 9g（先煎），活磁石 30g（先煎），漂苍术、酒大黄各 9g，海风藤 15g，白鲜皮、地肤子各 12g，生姜皮 9g，生薏仁、苦参各 12g，荆芥 9g，陈枳壳 12g，谷芽 9g。服药 2 帖，湿疹未化，疙瘩硬鼓，瘙痒不减，自信力丧失，彷徨无计，思之再三，仍请祝医生诊治。曰："温药能治湿疹乎？而用大热之附子，我大惑不解。"祝曰："汝寒凉多服，阳气受戕，气血凝聚，故用温法耳，大便一畅，湿化则病去，阳气来复，病即可愈。"病人照方服之，4 帖后，大便通畅，湿疹隐退而愈。

【赏析】

湿疹是一种过敏性炎症性皮肤病，归属于中医学"湿疮"。本病多由禀赋不耐，饮食失节，或过食辛辣刺激荤腥动风之物，脾胃受损，失其健运，湿热内生，由兼外受风邪，内外两邪相搏，风湿热邪浸淫肌肤所致。本案患者初起全身皮肤出现疙瘩，颜色鲜红，瘙痒甚剧，辗转难眠，与其平素嗜酒与膏粱之品，致使湿热内盛，熏蒸肌肤所致。前疡医屡用清热化湿凉血之药，湿疹较淡，但出现瘙痒未减，疙瘩硬结，精神萎顿，不思纳谷之变证。及祝氏诊治，结合病情，认为该病人服凉药太过，阳气受折，故病发不愈。此时治当温阳燥湿，鼓舞正气，流畅血行，通腑化湿。方中附子、磁石鼓舞阳气，帮助气血流通；苦参、海风藤为治湿疹要药，借助附子通达之效，流畅血行，而达皮表；大黄以导便，使病毒下行；苍术、生姜皮、生薏仁、陈枳壳、谷芽健脾祛湿；白鲜皮、地肤子、荆芥祛风止痒。患者服后大便通畅，湿疹隐退而愈。本案祝氏治疗湿疹皮肤疾患，反用温药，目的是为了鼓舞正气，流畅血行，通腑化湿。辨证而选方，故建奇效。

案 4　误治而成阴疽案

*潘君年七十有四，性情急躁，喜食酒肉，体格尚称强健，惟左腿忽然肿胀疼痛。疡医谓之膏粱之变，足生大疔，况酒肉皆能化热，热聚毒壅成病。处方：金银花 12g，连翘 12g，白芷 9g，蒲公英 15g，防风 9g，生甘草 6g。共服 3 帖，不见起色，患处平塌硬肿，日夜呻吟，莫可名状。

乃辗转至祝门求医，告其情况。师曰："病虽重，可愈也。"诊其脉沉缓，视其患处，肤色灰暗，平塌硬肿，肿处有一白头，摸之则痛。师曰："此病实为阴疽，而非痈也。属穿骨流注，缩脚阴疽一类之疾，为阴寒凝聚而成。"治以阳和汤温散之法。熟地 12g，麻黄 6g，白芥子 6g，炮姜 6g，炙甘草 6g，附子 12g，鹿角胶 9g，党参 9g，茯苓 9g，炒白术 12g，炙甲片 6g。此方仅服 2 帖，患处转为红肿，疼痛更增。病人信仰动摇，师嘱照前方续服 2 帖，患处化脓，脓赤白黏稠，肿痛立止，病人甚喜。

【赏析】

《外科正宗》认为："疽者，沮也，为阴，属五脏毒攻于内，其发缓而所患深沉，因病原禀于阴分中。盖阴血重浊，性质多沉，故为伤筋蚀骨难治之症也。"阴疽临床表现为漫肿无头、肤色不变、不热少疼，属阴证。多由素体阳虚，营血不足，寒凝痰滞，痹阻于肌肉、筋骨、血脉而成，或五脏风毒积热，攻注于肌肉，内陷筋骨所致。治宜温阳补血，散寒通滞。本案患者体格强健，左腿忽然肿胀疼痛，前疡医给予清热解毒之品，但服后不见起色，且患处平塌硬肿，日夜呻吟，表明前医辨证失误，故病情加重。及祝氏诊其脉沉缓，视其患处，肤色灰暗，平塌硬肿，肿处有一白头，摸之则痛。遂断为阴疽"为阴寒凝聚而成"。治以温散之法，方用阳和汤加味。方中熟地黄温补营血，填精补髓，鹿角胶温肾阳益精血，二药合用，温阳补血；附子温肾壮阳，增加温阳之力；党参、茯苓、炒白术补益正气，运化寒湿；增穿山甲消肿排脓，散瘀通络。患者服药 4 贴，肿痛立止。诚如祝氏所言："阳气者，若天与日，若得其所，则阴寒痰湿，一扫而光，气血旺盛，血行流畅，则病斯愈矣。"

案 5 久居寒湿阴疽案

*张君年 30 余岁，体质一般，住于低洼之地，经常受着水湿浸，为日既久，左足胯部生了硬块一个，始则有蚕豆大小，逐渐发展有鸡卵大，边缘不清，不红不肿，左下肢呈痉挛状不能屈伸，手触患处，痛不可忍，行路维艰，面容晦暗枯萎，不思饮食，每日下午低热 37.5～38.5℃左右，已一月有余。经医治未见小效，心中烦乱，日坐愁城，不能起立，动则疼痛更剧，硬块如铁板一块，自思此系一极恶之病，恐不起矣，思虑越多，病乃愈重。其友介绍一疡医为其诊治，诊皆即曰："此病为寒湿交阻，瘀血内结，经络失和，故身不能动作耳，用活血化瘀，去湿通络之品，如当归、赤芍、桃红、红花、丹参、丝瓜络、防己之属。"临行时告病人曰："服此药数帖后，当可好转。"病人信其言，即服药 4 帖，但毫无效果，心中更急，正在一筹莫展之时，其友邀请祝医生诊治。

病人详述病之经过，并递前医之方，祝阅后即曰："诊断尚属中肯，但用药太轻而不能中的，故病情无进步也，依余之见，首宜温阳化湿，活血化瘀次之，附子为阴疽必用之药，以温热鼓舞气血之流行，帮助正气之恢复，然后再活血化瘀通利经络，则疗效指日可待也。"病人大喜曰："诚如君言，能使吾脱离病魔之苦，诚为幸事，不过吾系阴亏之体，服前医之药后头晕口干，附子为大热之品，其可服乎。"祝师曰："对症用药何所惧也，不听吾言，当敬谢不敏了。"病人曰："由君决之，吾当照方服之。"处方：黄厚附子（先煎）、大熟地各 18g、川桂枝、生白芍、麻黄各 9g、活磁石（先煎）30g，白芥子、炮姜各 9g，党参 18g，当归、炒白术、茯苓、炙甲片各 9g，黄芪 20g。服药 2 帖，自觉患处有热感，硬块略松，又 2 帖后，疼痛减轻一半，硬块已，胃纳转馨，精神渐振，再照原方服 6 帖而病愈。

【赏析】

本案患者，久居湿地，左足胯部生硬块一个，初如蚕豆，渐长如鸡卵，边缘不清，不红不肿，硬块如铁板，动则疼痛更剧，行路维艰，面容晦暗枯萎，午后低热月余。疡医辨其病机为："寒湿交阻，瘀血内结，经络失和"，给予活血化瘀，去湿通络之品，效差。及祝氏诊治，询问病情后断为阴疽，其病机为寒湿交阻，气血瘀滞不通。故治疗首当温阳化湿，活血化瘀次之。本案所治之方大体有阳和汤、四君子汤及四物汤加附子、磁石组成。方中附子荡扫寒湿，鼓舞气血之流行，气行血行，寒结渐散。《本草汇言》："附子，回阳气，散阴寒，逐冷痰，通关节之猛药"；磁石温潜阳气，防附子兴奋过度；阳和汤温阳补血，散寒通滞；四物汤养血活血；四君子汤加黄芪健脾益气，使气血生化有源。全方合奏温阳散寒通滞、养血活血化瘀之功，特针对阴疽之证，故8帖而病愈。

案6　腿部阴疽案

*曾治一男，40余岁，大腿肿硬无头，疼痛呼号，不能转动屈伸，诊为阴疽。方用黄附子（先煎）、炒白术各12g，大熟地20g，麻黄4.5g，肉桂3g，制乳香、没药各6g，全当归、炒白芍、白芥子、炮姜各9g。服药3剂，痛大定，患处隆起，为化脓之佳象。用刀切开，出稠脓甚多，痛定热退，诸症旋愈。

【赏析】

本案例主症，大腿肿硬无头，疼痛呼号，不能转动屈伸，祝氏诊断阴疽。疮疡初起，周围肿硬，但未化脓，其主要原因是正气虚弱，不能托毒外出，且阳气不足，不能鼓舞气血运行而成脓。祝氏运用温阳健脾之法以托毒生脓治疗阴疽，未用温潜之法以免脓出不畅。方中黄附子温阳散寒，炒白术健脾益气，大熟地滋补阴血，填精益髓，三药一温、一行、一补，以鼓舞正气，温阳补血，脱毒生脓，共为君药。肉桂、炮姜药性辛热，均入血分，温阳散寒，温通血脉；制乳香、没药、全当归、炒白芍增加活血化瘀，共为臣药。白芥子辛温，可达皮里膜外、温化寒痰，通络散结，少佐麻黄，宣通毛窍，开肌腠，散寒凝，且引阳气由里达表，通行周身，共为佐药。全方合奏温阳补血，散寒通滞之功，仅服药3剂，痛大定，患处隆起，为化脓之佳象。本案例仅用黄厚附子以温阳除湿，未用磁石防治潜阳使脓出不畅，足以显示祝氏用药不仅猛，且思慎，据病机择药遣之。

案 7 肾虚失化淋病案

谢先生

一诊

症状：淋病后，尿道狭小，会阴胀痛，脉息细紧。

病理：肾虚失化。

病名：淋病。

治法：当与温化为治。

处方：川楝子 9g 制川乌 12g（先煎）仙灵脾 12g 黑大豆 30g 藿梗 9g 胡芦巴 12g 川桂枝 6g 炒橘核 15g 煨姜 9g

二诊

症状：昨服前方后痛胀减，脉息转缓。

处方：再与前方增损。

处方：川楝子 9g 制川乌 15g 炒车前子 9g 川桂枝 9g 炒橘核 6g 小茴香 9g（盐水炒） 煨姜 6g 黑大豆 30g 仙灵脾 12g 藿梗 9g

【赏析】

淋证是指以小便频数短涩，淋沥刺痛，小腹拘急引痛为主症的病证。基本病机为湿热蕴结下焦，肾与膀胱气化不利。多由外感湿热、饮食不节、情志失调、禀赋不足或劳伤久病所致。本案患者淋病后，尿道狭小，会阴胀痛，脉细紧，祝师分析其病机为肾虚失化所致。何故？肾与膀胱相表里，又与膀胱相通，膀胱的气化有赖于肾气的蒸腾，"阳化气，阴成形"，肾阳主动而散，可促进代谢物质的气化。阴主静而凝，可促进尿液的成形。一旦肾阳虚损则膀胱气化失常，而致小便淋滴尿道狭小，会阴胀痛，脉息细紧。故治以温肾化气之法。方中制川乌、桂枝、胡芦巴、仙灵脾、煨姜、黑豆温肾助阳化气；川楝子、荔枝核疏肝理气；藿梗行气除湿。二诊时患者病情好转，祝氏在前方基础上略作加减，患者终获痊愈。本案祝氏用温阳以助阳化气，佐以疏肝理气之法治疗淋证是其一大特色，值得大家借鉴。

案 8　湿毒未清淋病案

徐先生，北山西路。

一诊　3月15日。

症状：湿疮未已，下肢酸楚，脉息沉缓。

病理：淋毒未清，经络壅滞。

病名：淋病。

治法：当与和络渗湿。

处方：赤苓皮 15g　桑寄生 15g　川独活 9g　生苡仁 18g　荜澄茄 9g　炒荆芥 6g　木防己 15g　川桂枝 9g　炒防风 9g　漂苍术 15g

另服化脓片。

【赏析】

本案患者表现为湿疮未已，下肢酸楚，脉息沉缓。因湿邪为阴邪，易伤阳气，且其性重浊、黏滞、趋下，致使气血不畅，故下肢酸楚；脉息沉缓则是湿毒未清，经络塞滞所致。祝氏据症断为淋毒未清，经络塞滞证，治以和络渗湿之法。方中赤苓、防己、薏苡仁、苍术消肿渗湿；防风、荆芥、桑寄生、独活祛风除湿、补益肝肾；桂枝、荜澄茄温通经脉。全方共奏通经络，祛湿邪之功。

案 9　脾肾俱伤痔漏案

姚女士，40 岁，白尔路太和里。

一诊

症状：滞下经年不已，成漏证，目花力乏，脉息沉缓。

病理：久痢脾肾俱伤，消化不良，脏器俱失营养。

病名：肠澼，痔漏。

治法：当与温固脾肾为主。

处方：云茯神 18g　菟丝饼 18g　肉豆蔻 9g　酸枣仁 24g　巴戟天 18g　诃子

肉 12g　补骨脂 18g　赤石脂 24g　炒白术 15g　炮姜炭 9g　姜半夏 12g

另服卡白松，每服 5 天停 1 天。

二诊

症状：前恙较瘥，脉息虚缓。

治法：再与前法损益。

处方：云茯神 18g　补骨脂 18g　赤石脂 24g　酸枣仁 24g（打，先煎）菟丝饼 18g　肉豆蔻 9g　灵磁石 45g（先煎）　仙灵脾 12g　炒白术 15g　诃子肉 12g煨益智 12g　姜半夏 12g　带皮砂仁 9g

三诊

症状：便血止，腹膨，纳呆，寒热日作，汗出即罢，脉息虚数。

病理：寒邪外来，营卫不和。

治法：再与标本兼理。

处方：云茯神 18g　川桂枝 9g　炒茅术 15g　酸枣仁 24g（打，先煎）　北柴胡 9g　赤石脂 24g　生牡蛎 30g　姜半夏 18g　益智仁 12g　补骨脂 18g　肉豆蔻9g　淡干姜 9g　大腹皮 9g

四诊

症状：寒热已无，泄泻，腹膨稍瘥，脉息转缓。

病理：表邪解。

治法：再与益气理脾，兼培心肾。

处方：生西芪 15g　灵磁石 30g（先煎）　补骨脂 18g　云茯神 18g　生白术15g　肉豆蔻 12g　酸枣仁 24g（打，先煎）姜半夏 15g　益智仁 12g　赤石脂 24g炮姜 9g　带皮砂仁 9g　北柴胡 4.5g

【赏析】

痔漏指痔疮合并肛漏者。痔与漏为见于肛门内外的两种不同类型的疾患。痔是直肠末端黏膜下和肛管皮下的静脉丛发生扩大曲张形成的柔软静脉团或肛管下端皮下血栓形成或增生的结缔组织。肛漏是直肠或肛管与周围皮肤相通所形成的瘘管。

在本案例痔漏的治疗中可以看出祝氏用药之巧妙，以温涩止漏之法为原则，据证候特别是脉象的变化而调方遣药。一诊时患者目花力乏，脉息沉缓，乃脾肾俱伤，消化不良，脏器失养，营弱不足所致，故其治法为"温涩之法"。方中肉豆蔻、炒白术温中行气；补骨脂、菟丝子补肾助阳；姜半夏、赤石脂祛痰燥湿、涩肠止血；茯神、酸枣仁安五脏。二诊时患者脉息虚缓，仍体现脾肾俱伤，故加灵磁石、莲子肉、砂仁、仙灵脾、益智仁增温涩之力。三诊时患者崩漏已止，然有腹膨，纳呆，寒热日作，汗出即罢，脉象虚数等症，提示寒邪外来，营卫不和，脾胃失运，故祝氏治以调和营卫为主，在温涩之法的基础上加益智仁、淡干姜、生牡蛎、大腹皮、桂枝、北柴胡以温涩止漏，调和营卫。四诊时患者便血未重复，且寒热已无，泄泻，腹膨稍瘥，脉息转缓，提示营卫已和，脏器仍虚损，故祝氏依旧给予温涩之药，增加益气理脾，兼培心肾之品。

案 10　湿邪郁蒸湿疮案

李女，幼。

一诊　5 月 20 日。

症状：湿疮痒甚，见于上部，脉细缓。

病理：湿邪郁蒸，三焦气化不调。

病名：湿疮。

治法：当与辛温淡渗。

处方：炒荆芥 3g　赤苓皮 12g　北茵陈 9g　炒防风 3g　大腹皮 9g　川桂木 4.5g　漂苍术 9g　夏枯草 9g　蝉衣 3g　生牡蛎 18g（先煎）　黄附子（先煎）12g　生姜皮 4.5g

外用粉末，锌养粉 10，硼酸粉 10，柳皮酸 1，米炒而和 200 倍水洗。

【赏析】

湿疮是一种过敏性炎症性皮肤病。本案患者湿疮痒甚，见于上部，为湿邪内盛，浸淫肌肤所致；脉细缓乃湿邪偏盛，阳气困阻，气血流行不畅之表现。祝氏断其病机为湿邪郁蒸，三焦气化不调，治用辛温淡渗之法。方中炒荆芥、炒防风、蝉衣祛风化湿；黄附子温通经络，温化湿邪；佐以苍术、赤苓皮、茵陈、大腹皮、生姜皮辛温淡渗；夏枯草散结消肿；牡蛎益阴潜阳，防黄附子过于辛温。全方共奏温阳淡渗，祛风除湿之功。对于湿疮的治疗，祝氏多以辛温淡渗为治疗大法，究其原因，祝氏认为："湿疹之为病，肠胃湿浊引起者居多，病人服凉药太过，阳气受折，病发不愈，用附子以鼓舞阳气，帮助气血流通。"

案 11　阳虚中寒寒疝案

徐先生，同孚路。

一诊

症状：腹胀绕脐，脉见弦细。

病理：阳虚中寒，复为邪侵。

病名：寒疝。

治法：当与温化。

处方：制川乌 15g（先煎）　黑豆 30g　仙半夏 15g　胡芦巴 12g　川桂木 6g
大腹皮 6g　橘核 15g　台乌药 9g　茅术 12g　煨姜 9g

【赏析】

寒疝是一种阴寒性的腹中疼痛证。该病多以素体阳虚阴盛为发病根据，外感寒邪为发病的诱因，内外皆寒为其病机特点。本案临床症状为腹胀绕脐，脉见弦细，乃寒凝经脉，气血不通所致。祝氏断为阳虚中寒，复为邪侵之证，治以温化之法。方中制川乌、胡芦巴、台乌药、煨姜温阳散寒；桂枝、荔枝核、半夏、大腹皮、茅术行气化湿以助止痛；黑豆性平、味甘，归脾、肾经，调和诸药。方中制川乌祛风除湿、温经止痛为君药，《药性赋》言乌头："味辛，性热，有毒。浮也，阳中之阳也。"对于寒积冷痛证，能直达病所，驱寒祛湿。

案 12　阳虚中湿寒疝案

朱先生，愚园路。

一诊　2 月 19 日。

症状：睾丸偏坠，少腹胀痛，苔腻，脉息细迟。

病理：阳虚中湿，肾气不固。

病名：偏坠（膜破裂）。

治法：当与温化。

处方：制川乌 15g（先煎）　仙半夏 24g　橘核 15　生牡蛎 60g（先煎）　黑豆 30g（炒）　小茴香（盐炒）6g　灵磁石 45g（先煎）　胡芦巴 12g　大腹皮 6g　川羌活 6g　煨姜 9g

【赏析】

本案患者表现为睾丸偏坠，少腹胀痛，苔腻，脉息细迟。苔腻提示湿浊内盛，阳气被遏；脉细迟表明阴盛阳衰，寒邪乘虚内袭，气血不畅；寒湿凝滞，厥阴经脉不通，则睾丸偏坠，少腹胀痛。祝氏据症断其为阳虚中湿，肾气不固之证，治以疏肝理气，温化寒湿之法。方中制川乌力起沉寒痼冷、温通经脉、缓急止痛为君，伍小茴香温肾暖肝、散寒止痛，伍胡芦巴温肾阳暖下元、逐寒湿止疼痛，三者共奏温化寒湿之效；牡蛎、磁石软坚化痰散结且防诸温药过亢；半夏温化寒痰；羌活、煨姜、大腹皮温中行气，散寒化湿；荔核疏肝理气、行气止痛；黑豆调和诸药，并解川乌之毒。诸药合奏体现祝氏温化之法。

妇科疾病

案1　月事不调案

黄太太，福煦路。

三诊　1月15日。

症状：月事已至，头晕寐少，气短力乏纳呆，苔白，脉息弦大。

病理：心肾不足，营卫失调。

病名：月事不调。

治法：再与温养心肾兼调冲任。

处方：灵磁石45g（先煎）　茜草根4.5g　炒白术15g　生牡蛎30g（先煎）　朱茯神15g　黄附子12g（先煎）　乌贼骨15g　酸枣仁18g　仙半夏15g　桑寄生15g　续断12g　带皮砂仁9g

【赏析】

月经病是以月经的周期、经期、经量异常为主症，或伴随月经周期，或于经断前后出现明显症状为特征的疾病。常见月经先期、月经后期、月经先后不定期、月经过多、月经过少、经期延长、经间期出血、崩漏、闭经、痛经、月经前后诸证、经断复来、绝经妇女骨质疏松等。本案前两诊散失不全，仅为月事不调第三诊。患者月事已至，头晕寐少，提示阴血不足，不能上充头目则头晕寐少；气短力乏纳呆，苔白是脾气虚弱，运化失调之象；肝肾不足，冲任亏虚故月事不调；脉弦大为肝肾不足之症。祝氏断为心肾不足，营卫失调证，治以温养心肾，兼调冲任之法。方中白术、半夏、砂仁健脾醒胃，化生气血之源；黄附子、磁石、牡蛎、枣仁、茯神、寄生、续断养心温肾潜阳，避免虚亢之阳妄行；茜草根、乌贼骨养血活血，以调冲任。全方养心健脾，补肾调肝，使气血充足，冲任调和，故月事正常。

案2　月经后期案

徐小姐，19岁，鲁班路。

一诊　2月14日。

症状：月事过期，腹痛肢酸，头晕心悸，脉虚细。

病理：气阳不足，心力衰惫，冲任失调。

病名：心肾不足，冲任失调。

治法：当与温养。

处方：灵磁石45g（先煎）　全当归15g　黄附子15g（先煎）　朱茯神15g　乌贼骨15g　补骨脂15g　酸枣仁30g　茜草根4.5g　杜仲15g(炒)　仙灵脾12g　桑寄生15g　炒白术15g　炮姜9g

二诊　2月17日。

症状：腹痛瘥，心悸肢乏，脉息虚细。

治法：再与前法损益。

处方：灵磁石45g（先煎）　白术15g（炒）　茜草根4.5g　朱茯神18g　黄附子15g（先煎）　巴戟天18g　酸枣仁30g　乌贼骨12g　仙灵脾12g　补骨脂15g　生鹿角15g（打，先煎）　毛狗脊15g　炮姜9g

【赏析】

月经后期是现代妇女较为常见的一种病证，亦有称为"月经错后""经迟"等，多从肾虚、血虚、血寒、气滞、痰湿等方面论治。本案患者脉虚细是气血两亏的表现；心肾不足，血不养心则心悸，髓海不足则头晕；阳气虚衰，难以润养肢体百骸则腹痛肢酸，冲任不调，血海空虚则月事过期。祝老据其病机，从心肾入手，用温养之法，首扶阳气，用黄附子、补骨脂、杜仲、仙灵脾、桑寄生温阳固肾；炮姜、炒白术温健中焦，散寒止痛；酸枣仁、朱茯神、全当归滋养心血以安神；灵磁石重镇质重，镇惊安神，潜阳纳气；茜草根、乌贼骨和血止血，调理月事。温通得当，通则不痛，故在此基础上略作损益，终获全效。祝氏温养之法，含有潜藏之意，既可温助肾阳以生肾阴，又可镇潜亢逆之心阳。本案的温潜之法，也体现出祝氏用药的独具匠心。祝氏以附子伍磁石，一升一降，具有强壮之功，能抑制虚性兴奋，正合肾水不能上滋心阴，阴不敛阳，虚阳上浮，神不安舍之性。附子加酸枣仁，辛通加酸收，有缓和作用，可达温肾阳，养心阴之效。当然，此温养之法主要针对虚证月经后期证。在虚证中，首先是血虚、阴虚证，主要是肝、脾、肾三脏功能失常之血虚及阴虚。温养法与酸敛之品配合，可产生扶阳摄阴，阳生阴长的作用。

案3 阳浮中湿痛经案

施女士

一诊 1941年3月1日。

症状：经至腹痛，带下，盗汗，苔厚腻，脉虚细。

病理：阳浮中湿，冲任不调，卫外失固。

病名：痛经。

治法：当与温潜淡化。

处方：黄附子18g（先煎） 生牡蛎45g（先煎） 胡芦巴12g 桑寄生15g 生白芍15g 淡干姜6g 炒苍术15g 大腹皮12g 姜半夏24g 带皮苓18g 陈艾叶9g 白鸡冠花12g

二诊 3月4日

症状：盗汗、腹痛较瘥，口苦，苔腻，脉仍虚细。

治法：再予温潜淡化。

处方：上方去艾叶、鸡冠花，加酸枣仁24g、仙灵脾12g、焦续断9g、小茴香4.5g。

【赏析】

痛经指妇女在月经来临的前后，或者月经来潮的时候出现诸如小腹疼痛、腰部疼痛酸胀、剧痛引及腰骶，甚至晕厥的症状。它伴随着月经周期的变化而发生变化。本案患者经行腹痛、带下、苔腻，为寒湿凝聚，冲任不调，不通则痛所致，治当温散寒邪，除湿止痛。方中以附子、艾叶、干姜、胡芦巴温散寒邪，半夏、苍术、茯苓、大腹皮化湿行气，白芍甘缓止痛，鸡冠花止血止带，桑寄生补益肝肾，生牡蛎敛汗止汗。二诊药已中的，盗汗、腹痛好转，仍宗前法，去鸡冠花、艾叶，加仙灵脾、续断、小茴香增强温肾散寒之功；加酸枣仁加强宁心敛汗之力。

案4 阳浮中湿痛经案

孙女士

一诊 1941年3月10日。

症状：痛经，月事将至，矢气，肢酸，脉息沉缓。

病理：阳虚，冲任寒阻。

病名：痛经。

治法：当与扶阳温经。

处方：黄附子18g（先煎） 酒炒当归15g 上安桂4.5g（后入） 胡芦巴15g 制香附9g 煨姜12g 灵磁石45g（先煎）酸枣仁24g 萱草根15g 大腹皮12g 补骨脂15g 小茴香4.5g 陈艾叶9g

二诊 3月15日。

症状：月事已至，腹痛稍瘥，乏力，肢酸，脉息沉细而缓。

治法：再予温经扶阳。

处方：上方去胡芦巴、补骨脂、香附、小茴香，加桑寄生15g、仙灵脾12g、云茯神15g。

【赏析】

本案患者属于月经来潮之前的痛经，叙证较简，但据方推断，当为阳虚寒凝，冲任寒阻，气血瘀阻所致。阳虚寒凝，冲任不通则腹痛、矢气、脉沉缓，肝肾不足则肢酸。故治用温经散寒，祛瘀止痛之法。祝老选用少腹逐瘀汤加减。方中附子、胡芦巴、艾叶、煨姜、肉桂、补骨脂、小茴香温经散寒；酒炒当归、萱草根养血活血；香附、大腹皮行气调经；灵磁石、酸枣仁养心安神（据此反推，患者可能还有睡眠不安等神志表现）。二诊患者经行腹痛好转，药已对症，故仍宗原法，加桑寄生、仙灵脾、茯神以补益肝肾，养心安神。

案 5 冲任寒阻痛经案

姚女士，白尔路。

一诊 3 月 5 日。

症状：经至腹痛，纳呆，泛呕，脉息细缓。

病理：中阳不足，冲任寒阻。

病名：痛经。

治法：当与温调。

处方：川桂枝 6g 藿梗 6g 制香附 9g 仙半夏 15g 大腹皮 12g 乌贼骨 12g
炒茅术 15g 带皮砂仁 9g 茜草根 4.5g 淡干姜 6g

【赏析】

本案患者经至腹痛，伴有纳呆，泛呕等症，舌象未明，但从用药来看，与阳
虚寒湿有关。阳气亏虚，寒湿不化，脾气失运，则纳呆、呕逆；阳虚寒凝，冲任
受阻，则经性腹痛、脉细缓。祝老治以温阳化湿，行气调经治法。方中桂枝、干
姜温通阳气；藿梗、香附、半夏、大腹皮、茅术、带皮砂仁行气化湿以止痛；乌
贼骨、茜草根行血止血。

案 6 气虚崩漏案

丁女士

一诊 1941 年 7 月 1 日。

症状：崩复发，淋漓不已，用力即甚，头晕腰酸，脉息虚数。

病理：亡血过多，气虚失御，瘀瘀未尽，冲任不调。头晕腰酸，为肝肾亏损，
冲任不调。

病名：崩漏。

治法：当与温固。

处方：别直参 9g 菟丝饼 15g 补骨脂 15g 炒杜仲 15g 桑寄生 15g 焦续断

12g　云茯神 18g　生三七 4.5g　乌贼骨 15g　酸枣仁 24　茜草根 4.5g　大腹皮 12g

二诊　7 月 3 日。

症状：崩漏较瘥，头晕腰酸已除，脉息虚数。

治法：再予前法。

处方：上方去杜仲、续断、大腹皮，加生西芪 12g、覆盆子 12g、茅术 15g、炮姜 9g。

【赏析】

崩漏之证自古就有，《诸病源候论·妇人杂病诸候·漏下候》谓"非时而下淋漓不断谓之漏下""忽然暴下谓之崩中"，并指出漏下、崩中可以互见。古代医家对本证的认识多责之于瘀血内阻，肝肾不足。例如《千金翼方》云："瘀血占据血室，而致血不归经。"《兰室秘藏》则认为崩主脾肾之虚，治法重在温补，阐述阴虚致崩的机制为"肾水阴虚，不能镇守胞络相火，故血走而崩也"。

本案患者从其表现来看，当属肝肾亏损，冲任不调，气虚失御，瘀浊未尽之证。崩复发，淋漓不已，用力即甚，为亡血过多，气随血脱；头晕腰酸，脉息虚数乃肝肾不足，冲任不调所致。祝老治以补益肝肾，温阳固摄，活血止血之法。首用别直参急扶元气，益气摄血；以菟丝饼、补骨脂、炒杜仲、桑寄生、焦续断补益肝肾，调补冲任。崩漏反复发作，是瘀血未尽，故以生三七活血止血，配合茜草根、乌贼骨、大腹皮行血止血。二诊患者主症均有好转，故去杜仲、续断、大腹皮，加黄芪、炮姜、覆盆子、茅术加强补气温阳、滋补肝肾之功。

案 7　月事过多案

黄女士，福煦路。

五诊　1 月 2 日。

症状：月事至而复见，较前尤多，脉见弦大。

病理：冲任不固，肝肾亦衰。

病名：月事过多。

治法：再与柔肝益肾，兼调冲任。

处方：紫贝齿30g（先煎） 菟丝饼18g 酸枣仁24g（先煎） 黄附子12g（先煎） 补骨脂24g 白术15g 生西芪12g 朱茯神18g 乌贼骨12g 茜草根3g 覆盆子12g 陈皮炭3g 大腹皮9g

【赏析】

本案是第五诊，前四诊医案记录已佚。虽叙证较简，但从整体表现来看，乃肝肾亏虚，冲任不固所致。月事至而复见，较前尤多，乃肝肾亏虚，气血亏虚，失于统摄所致；肝肾不足，肝阳上亢，则脉见弦大。祝老治以柔肝益肾，调理冲任之法。方中紫贝齿、菟丝子、酸枣仁、补骨脂、覆盆子、黄附子柔肝益肾；白术、黄芪、朱茯神、陈皮炭、大腹皮补气健脾，行气安神；乌贼骨、茜草根行血止血。祝老认为，用黄附子是为了在月经周期黄体期时起着强化温肾作用。

案8 气虚崩漏案

*侯妇年三十余岁，月经无定期，或提前，或错后，或一月两行，头晕心烦。1 次在持重劳动后，忽然面色鲜红，头晕心悸不能支持，自汗不止。随后月经成块而来，色紫量多，头晕心悸更甚，面色转为㿠白。遂请祝医生诊治，祝曰"经崩脉虚，体质素差，有虚脱之危险"，应予急救。于是以参附补益强心，龙牡潜阳，阿胶、棕榈炭、贯仲以止血，再以培益补血之品。别直参12g（先煎），黄厚附子16g（先煎），生龙牡各24g（先煎），酸枣仁、黄芪各18g，阿胶（烊化）、棕榈炭、贯仲炭、生白术各12g，大熟地18g，龙眼肉、怀山药各12g，炒麦芽15g。服药1 帖后，经崩减轻，血块亦稀，心烦渐减，脉稍有力，以前方加山楂肉9g，当归身12g。经服 2 帖，血块已稀，心亦不悸不烦，以后月经淋漓不断，此脾虚不能摄血，改以归脾丸，日服12g而瘥。

【赏析】

本案为祝老门人挚友回忆记录的医案。患者因劳诱发病证加重，过劳则伤气，气耗则失于固摄，故有自汗不止、头晕心悸、月经量多、面色苍白之症，皆与气血亏虚有关。然究其月经无定期的根本原因，当与"经崩脉虚"有关，故祝老治以温阳补气、养血止血之大法。方中别直参、附子补肾强心；生龙牡固摄潜阳；阿胶、棕榈炭、贯仲炭、熟地养血止血；酸枣仁、黄芪、龙眼肉补益心气；山药、炒麦芽健脾助运。二诊患者病证稍瘥，药已中的，故在前方基础上加山楂、当归以增强养血活血之功。

案9 产后腹痛案

*有沈姓妇女，年二十余岁，身体虚弱，面色㿠白少血色，产后一周，少腹疼痛，或轻或重，忽隐或显，四肢无力，不能起床，与床褥为伴，极为消沉而痛苦，邀某医诊曰：产后恶露未尽，故有此症，倘有活血之品当可痊愈。用药如四物汤加桃仁、红花、党参、枳壳、木香之属；腹痛而胀，全身乏力，仍亲床褥，口淡无味，亲朋来探视或曰：此为痨病初起，倘旷日持久，将变生不测，各举医生诊疗。

　　其中一亲介绍祝医生诊治。祝诊曰："病人阳虚，复受寒凉，阴血凝聚，腹痛连绵，此为蓐劳"。病人闻蓐劳两字，心中戚戚然，忧形于面，询祝可有早愈之法，祝曰："病已较久，未成坏证，无恐也，能与余配合，定可速愈。"病人甚喜，祝以益阳理气活血之法：黄厚附子（先煎）12g，煨姜、广木香各 9g，活磁石（先煎）30g，川楝子、延胡索、陈枳壳各 9g，姜半夏 12g，桃仁 9g，当归、炒白芍各 12g。

　　2 帖后，病情有好转，体力虽虚弱，面容少华，祝医乃改用当归生姜羊肉汤之法：当归、生姜各 12g，羊肉 30g。共同煎汤，待肉熟后去渣饮汤。病人曰速愈之法即此汤耶，甚感腥味难以下咽。祝曰，请勿小视，生姜辛能散寒，当归温能活血，二味均有益阳气之功，更有羊肉为血肉有情之品，大补阴血有卓效，历代对此病用之颇多，誉称为张仲景羊肉汤，希耐心服之，指日脱离病魔纠缠，非难事也。病人如法服之。5 帖后，腹痛逐减，呕吐渐除，胃口反大增，面容华色，起床行走，精神为之一振。恰信此方佳妙。

【赏析】

　　本案患者产后腹痛，前医作产后恶露未尽论治，采用活血行气治法，未收良效，辨证必有偏差。待祝老诊治，祝老分析本证实乃阳虚受寒，气血凝滞所致，故治用益阳理气活血之法。一诊所用汤药中，附子、煨姜温阳散寒，广木香、川楝子、延胡索、枳壳行气止痛；桃仁、当归、炒白芍养血活血；半夏降逆止呕；灵磁石固摄潜阳。服药 2 剂后，病情好转，祝老又用当归生姜羊肉汤，辛温活血，大补阴血，服药 5 剂后终收全功。

案 10　阳虚精亏不孕案

*蒋氏妇，年三十余岁，结婚十载，从未生育。月经或数月不转，或一月两次，面黄肌瘦，四肢疲乏。到处求医诊治。某医生诊为经血不足，冲任不调，始则治以汤剂，继而丸散，一过半年，毫无寸效。乃更医调治。医生认为干血痨，与养阴补血之药。30 剂后，体力更亏，下午潮热，月经不潮，形瘦骨立，不思饮食，心悸汗多，动则气急，遂停药。

后经亲友介绍至祝诊所求诊，按其脉虚细而弱，观其舌质淡红，走动困难，形容惨淡。祝曰："气血两亏，阳气尤弱，阴精亦伤。夫阳气者，若天与日，失其所则折寿而不彰。阳精所奉其人寿，阴阳两亏，非大补不可，方能鼓舞正气，使阳平阴秘，恢复健康，或可生育。"

处方：附子 12g（先煎），大熟地 18g，鹿角胶 9g，黄芪 12g，党参 12g，当归 12g，炒白芍 12g，枸杞子 9g，白蒺藜 9g，活磁石 30g（先煎），菟丝饼 9g，炒麦芽 12g，陈皮 9g，鸡内金 9g，炒白术 12g。服 5 帖，胃纳好转，月经得转。后照原方服 20 余帖，另加龟龄集同服，面色红润，气急已平，月经按其而至，不久已怀孕矣。

【赏析】

本案为门人所记载。患者结婚十载而未孕，当属不孕的范畴。现代对不孕的定义是育龄妇女婚后 2 年，夫妇同居，性生活正常，男性生殖功能正常，未避孕而不孕者，称为原发性不孕症。本案患者面黄肌瘦，月经不调，四肢疲乏，似属气血亏虚，瘀血内阻证，然初以养阴补血之法论治，非但有效，反而病情加重，出现月经不潮、下午潮热、形瘦骨立、不思饮食、心悸汗多、动则气急等重症。

祝老平脉辨证，认为患者非单纯阴血亏虚，乃病程日久，阴损及阳，阴阳两虚，阳虚较重所致，故治当温阳为主，兼以养血调经，使阴平阳秘，方能助孕，实乃高屋建瓴，从大局着眼。方中附子、鹿角胶、菟丝饼温肾壮阳、调补冲任；熟地、黄芪、党参、当归、炒白芍、炒白术、鸡内金补气健脾、养血滋阴；白蒺藜、枸杞子、炒麦芽、陈皮补益肝肾、行气疏肝；磁石固摄潜阳。服后胃纳好转，阳气得运，气血复充。表明药已中的，故仍宗前法治疗，最终顽疾得除，如愿受孕。注：案中所用龟龄集为明代所创验方，由人参、鹿茸、海马等补肾壮阳药组成，有补肾壮阳，阴阳双补之效。

案 11　命门火衰不孕案

*有钱妇者，年三十许，结婚四载，膝下犹虚。钱妇经期不正，或前或后，量或多或少，色泽或紫或红或淡红，平日常见赤白带下，少腹疼痛胀满，口干舌红脉虚略数。经某医调治，先后服三十余帖养阴平肝之药，精神反觉萎顿，月经仍然不调，少腹天天作痛。遂请西医检查，确诊为子宫发育不良，子宫内膜功能异常，输卵管肿胀，排卵欠佳，经治疗亦未见效。

后至祝医生处诊治。刻诊：面色㿠白。并诊其夫，明确有遗精、阳痿之证，尺脉虚弱，显属肾阳不足。祝曰："尔等不育（妊）症，均属正气不足，阴阳两虚，命火无权，为今之计，均以补益阴阳，而旺正气，而妇女应增活血化瘀之品以消输卵管肿胀。"治妇女方：黄厚附子 15g（先煎），鹿角胶 12g，大熟地 15g，肉苁蓉、山萸肉、枸杞子、酸枣仁、川杜仲各 12g，肉桂、小茴香各 6g，当归 12g，穿山甲 9g，泽兰 12g，活磁石 30（先煎），炒白芍、炒麦芽各 15g。服药 3 帖，患者全身有热感，对祝医生曰："余属阴虚火旺之体，前医一再告诫不能服热药，壮火食气，阴亏再加气虚，即气阴两亏，何能生男育女"。祝曰："各医观点不同，殊难相责，汝再试服 10 帖，以决定取舍如何。"介绍人再三劝告，病人再以前方服下，自觉有性欲感，月经来时少腹疼痛减轻，色泽正常，赤白带亦减除大半。再诊时，祝曰："阳气来复也，命门有火，则不孕之因素，已渐消除。"于是去肉苁蓉、熟地、枸杞、山萸肉等药，加活血之丹参、红花，其目的为消卵巢之肿胀。

服药 10 帖后，经查卵巢肿胀已消失，排卵正常。

尔后再为其夫处方：黄厚附子 16g（先煎），大熟地 18g，鹿角胶 12g，肉桂 6g，活磁石 30g（先煎），生龙齿 14g（先煎），肉苁蓉、黄精、补骨脂、仙茅、巴戟天、锁阳各 12g，制首乌 16g，菟丝子、五味子各 12g。共服 10 余剂，遗精、阳痿之证大减，尔后改服金匮肾气丸、紫河车粉等药则病愈，前后半载，妇人已怀孕矣。

【赏析】

本案为门人所记载。患者夫妇二人皆有病证，共同导致不孕不育。钱妇病在"经期不正"，西医检查诊断为"子宫发育不良，子宫内膜功能异常，输卵管肿胀"。某医用养阴平肝之药治疗乏效，病证如故。及祝老诊治，据其面色㿠白，月经前后不定，色或紫或红或淡，口干舌红脉虚数等症，断为"正气不足，阴阳两虚，命火无权"之病机。治以补阳益阴，活血化瘀之法。方中附子、鹿角胶、肉苁蓉、杜仲、肉桂补肾壮阳；枸杞子、山萸肉、当归、酸枣仁、大熟地、炒白芍、炒麦芽滋阴补肝；穿山甲、泽兰消肿活血；活磁石固摄潜阳。服药 13 剂后，患者阳气恢复，自觉有发热之感，月经来时少腹疼痛减轻，色泽亦趋于正常，表明"阳气来复也，命门有火"，故祝老去掉滋补肝肾之药，加活血消肿之丹参、红花以善后，最终卵巢肿胀已消失，排卵正常。

钱妇之夫亦有遗精、阳痿、尺脉虚弱之症，当属肾阳不足证。祝老治以温肾壮阳，收敛固摄之大法。方中附子、鹿角胶、肉桂、肉苁蓉、补骨脂、仙茅、巴戟天、锁阳、菟丝子温肾壮阳；熟地、黄精、首乌、五味子滋补肝肾；活磁石、生龙齿固摄潜阳。患者连服 10 余剂，病证大减，后以丸药收功。夫妻二人共同调理，最终如愿怀孕，实为美事。

案 12　产后发热案

*程妇年二十余岁，体质素差。妊娠足月施剖宫产后，出血过多，头晕目眩，四肢无力，少腹隐隐作痛，发热至 38℃ 以上，以后朝轻暮甚，日渐加剧。西医按术后感染治疗不效，于是请中医诊治。刻诊：病人热度不退，时而恶风恶寒。此乃恶露不净，瘀血内阻；复感外邪而起，治以散表活血化瘀之法。方用当归、赤芍、丹参、蒲黄、荆芥、防风之属。药后病人少腹隐痛；发热不退，胃肠不舒，泛泛作恶，夜不能寐，呻吟不止。

遂邀请祝医生诊治。祝诊后曰："患者正气不足，又是剖腹产，失血较多，合脉论证，病属气血双亏，营卫不和，吾所虑者非病也，乃正虚耳。首应培益正气，调和营卫而退热，佐以活血化瘀。待正气来复，营卫调和，血行流畅，则热退腹痛止，体力逐步恢复矣。"

处方：黄厚附子12g（先煎），柴胡、川桂枝、炒白芍各9g，活磁石（先煎）、生牡蛎（先煎）各30g，防风、藿梗、姜半夏各9g，炒麦芽12g，生蒲黄、五灵脂、玄胡索各9g。家属见药方首列附子，心中怀疑曰："曾闻人云，胎前宜温，产后宜凉，吾妻产后出血过多，气阴不足，热度不退，是否可服温药乎。"祝曰："正虚宜及时补救，否则有虚脱之危险。"家属仍有顾虑，将药分4次服下，不仅无任何反应，热度却退至38℃以下，继续服之，热度退至正常，头晕呕吐均止，体力仍虚弱。即于原方中加人参12g，酸枣仁16g。再服5帖，精神振作，胃纳转馨而愈。

【赏析】

本案为门人所记载。患者因产后出血过多，故有头晕目眩，四肢乏力，少腹隐隐作痛，发热不退等症。前医用西医抗感染治疗，中医解表活血化瘀之法，均罔效，渐致发热不退，胃肠不舒，泛泛作恶，夜不能寐，病证迭进。及祝老诊治，辨为"正气不足，失血较多"，"属气血双亏，营卫不和"之证，治当"培益正气，调和营卫，佐以活血化瘀"。方中附子、桂枝温经复阳；桂枝、白芍、防风祛风散寒，调和营卫；藿梗、半夏、柴胡、麦芽疏肝行气，化湿和胃；蒲黄、五灵脂、玄胡索活血止痛；活磁石、生牡蛎固摄潜阳。患者家属虽惊疑祝老所用之药，但服后发热减退，头晕呕吐停止，表明辨证准确，药已中的。唯体例虚弱，故在前方之中，加人参、酸枣仁补气养阴，服5剂后病告痊愈。此案也告诉我们，产后发热虽以瘀血引起居多，但也有因失血过多，阳随外泄，阴阳两虚引起。临床仍当随证辨治，不可因循守旧，贻误病情。

案 13 阳虚湿陷带下案

盛小姐

一诊

症状：带下，脉息濡细。

病理：阳虚中寒，脾湿下陷。

病名：带下。

治法：当与温中理脾。

处方：黄厚附 9g（先煎） 大腹皮 9g 带皮苓 15g 生白术 9g 大黄炭 12g 胡芦巴 6g 白鸡冠炭 9g 漂苍术 9g 炮姜炭 6g 桑寄生 12g

二诊

症状：带下瘥，腹泻，脉细迟。

治法：再与温中理脾。

处方：黄厚附 12g（先煎） 补骨脂 12g 大黄炭 6g 生白术 15g 炮姜 6g 生谷芽 12g 川桂枝 4.5g 西砂仁 6g 带皮苓 15g 益智仁 9g

【赏析】

带下一证，有因湿热下注引起，有因阳虚寒湿所致。本案症状较少，但据脉濡细分析，当属脾阳虚衰，寒湿下注导致的带下。祝老用温中健脾之法，方中附子、炮姜炭、胡芦巴温阳；苍术、白术、带皮苓燥湿；鸡冠花止带、止泻；桑寄生补益肝肾；大黄取炭，泻下作用几无，收敛作用加强，配附子可温阳降浊。患者二诊，带下痊愈，但有腹泻，脉细迟，仍属阳虚寒湿证，故祝老在前方的基础上略加调整，加用补骨脂、桂枝、益智仁温阳止泻；生谷芽、砂仁健脾化湿。

案 14 李妇子宫下坠案

*李妇年五十余岁，白带较多，身体衰弱，四肢无力，时自觉腹中不舒。一月后，下腹部如有物重坠，自检阴中有物外挺，腰部酸痛，小溲频数，不能行路。

请中医诊治，医曰："此病属于子宫下坠，老年妇女患此为多。"用补中益气法，如参、芪、升、柴等药。原属对症，但病深药浅，虽服二十余帖，并无效果。

遂请祝医生诊治。祝曰："治病方药均可，惟药力不足"，即于方中加附子等药。处方：黄芪、党参各 18g，炒白术 16g，陈皮 9g，升麻 6g，柴胡 9g，黄厚附子 18g（先煎），活磁石 30g（先煎），桑螵蛸 12g，怀山药 9g，炙草 6g，当归、金樱子、菟丝饼各 12g。服药 10 帖后，少腹坠胀已轻，后在原方中加人参 12g，再服 10 帖，少腹不胀，子宫已不下坠。

【赏析】

本案为门人所记载。患者因身体虚弱，肢体乏力，渐致阴物外挺，实乃子宫脱垂证。本证古代医书早有记载，最著名的莫过于李东垣所创制的补中益气汤，专为气虚下陷而设。本案患者气虚下陷证已显，但腰部酸痛，小溲频数亦提示肝肾不足，阳气亏虚，不能固摄。前医虽治以补中益气法，用了参、芪、升、柴等药，然服药二十余帖，并无效果。及祝老诊治，认为"治病方药均可，惟药力不足"，其在补中益气，升阳举陷的治法中，加用温阳固摄之品。方中黄芪、党参、白术、升麻、柴胡、山药、炙甘草补气健脾，升阳举陷；活磁石、桑螵蛸、金樱子收敛固摄以止尿、止带；陈皮、当归配合补气之药以生血养血；附子、菟丝子温补肾阳，加强升提之效。药后患者病证明显减轻，后祝老仍宗原法，加用人参扶正以收功。

案 15　蒋氏子宫下坠案

*有蒋姓病人，年四十余，因病后正虚，阳气下陷，子宫下垂，用补中益气法以升提。处方：炒党参 18g，黄芪 20g，炒白术 15g，柴胡 9g，升麻 3g，桑寄生 15g，当归 15g，陈皮 9g，此药连服六剂，子宫下垂逐渐向愈。

【赏析】

本案为门人所记载。承接案 14 再次讨论了温阳法在益气升提法中的重要性和实用性。案中门人也与祝老探讨了阳虚引起的虚阳上浮和气虚中气下陷在治疗上的不同。祝老认为，阳虚所致的虚阳上越，在大剂使用温阳药物的同时，辅以固摄潜阳之药，实有增强疗效之功。然若以气虚下陷导致的脱肛、脱胞，仍当主以补气举陷之法，且辅以温阳补肾之药，疗效更佳。究其原因，实乃气属阳，气虚日久，必然阳虚，故祝老加用温阳之药，乃治病求本之法。本案与案 14 大致相同，故不再做详细分析。

案 16　更年期综合征案

*有一妇女 50 岁，月经不调，血压升高，头晕四肢无力，西医诊为更年期综合征，服药无效。祝氏诊为阴阳两亏，肝肾不足，虚火上浮，认为非重剂补阳填阴不可，倘以阴虚火旺，用壮水之主以引阳光之法，恐不易收效。方用黄附子（先煎）18g，大熟地、活磁石（先煎）、石决明（先煎）各 30g，巴戟天、仙灵脾、仙茅、菟丝饼、怀山药、山萸肉、白蒺藜各 12g。服药 6 剂，血压逐渐下降，精神亦振。

【赏析】

本案妇女月经不调，血压偏高，头晕肢乏，西医断为更年期综合征，祝老断为"阴阳两亏，肝肾不足，虚火上浮"之证，治用"补阳填阴"之法。方中附子、巴戟天、仙灵脾、仙茅、菟丝饼补肾壮阳；熟地、山药、山萸肉滋补肝肾；活磁石、石决明、白蒺藜镇肝潜阳。全方用量较大，阴阳双补，收敛固摄，故患者服后血压下降，诸症告愈。本案叙证较简，除案中所列症状外，当还有口干、舌燥、五心烦热、畏寒肢冷等其他阴阳两虚之证。

案 17　子宫癌案

任女士，东新桥。

一诊

症状：少腹胀满而坠，溲秘，带下恶臭，纳呆，脉弦大。

病理：子宫癌肿胀，尿道压迫，心脾俱衰。

病名：子宫癌。

治法：与温养三阴为主。

处方：生西芪 15g　酸枣仁 24g　荜澄茄 4.5g　白术 15g（炒）　姜半夏 12g
黄附子 15g（先煎）　朱茯神 18g　仙灵脾 12g　安桂 4.5g（磨冲）　砂仁 9g

【赏析】

子宫癌是最常见的妇女生殖器肿瘤，按其临床表现，本病可归属于中医学"五色带""癥瘕""恶疮""石瘕""崩漏"等范畴。本案患者少腹胀满而坠、小便不通，乃肾气不足，气化失司所致；脾虚不运，湿气下注则纳呆、带下恶臭。关于弦大之脉，《金匮要略·血痹虚劳病脉证并治第六》有云："脉弦而大，弦则为减，大则为芤，减则为寒，芤则为虚，虚寒相搏，此名为革。妇人则半产漏下，男子则亡血失精。"张仲景认为脉弦大，主寒主虚，为虚劳精血亏损之脉象。故本案实为脾肾亏虚，精血亏损，湿气下注之证。祝老治以温养三阴，即心、脾、肾三脏，以扶正抗癌之法。方中附子、仙灵脾、肉桂、荜澄茄温阳补肾；黄芪、白术、酸枣仁、茯神补气健脾，扶正养心；半夏、砂仁化痰除湿，行气散结。本案祝老治疗的重点在于温肾健脾，扶正抗邪。

眼科疾病

案　白内障案

赵先生，静安寺路。

一诊　3月25日。

症状：目睛内障，苔白腻，脉弦劲。

病理：中湿阳浮，血盛于上。

病名：白内障。

治法：当与潜阳化湿。

处方：灵磁石60g（先煎）　干菊花6g　带皮苓18g　石决明60g　黄附子15g（先煎）　炒茅术12g　明天麻9g　仙半夏18g　陈枳壳6g　谷精草15g

【赏析】

白内障在中医学属"脑流青盲眼""圆翳内障"的范畴。中医学认为多与肝肾不足、脾气虚弱、肝热上扰、痰湿内盛有关。本案患者苔白腻为脾虚失运，湿邪中阻所致；脉弦劲为阳气亏虚，虚阳上浮之象。治以温肾潜阳、化湿健脾、清肝明目之法。方中附子、磁石、石决明、天麻温肾潜阳；半夏、茯苓、茅术、枳壳化湿健脾；菊花、谷精草清肝明目。最终阳气复，湿邪去，肝热清，疾病自然痊愈。

丸散膏方案

案 1 肢体震颤案

陈某，高年体丰湿盛，真阳下虚，肝木素旺。秋间病肝风，夹痰饮上导，舌强手摇，几成风痱。后进平肝祛痰，继以温下潜阳而安。兹当冬令，阴寒用事，即宜温养下元，以助蛰藏。补骨脂 90g，淫羊藿 90g（酒炒），巴戟天 180g，厚附子 120g，炙韭子 45g，枸杞子 60g，胡芦巴 60g，小茴香 60g，白茯苓 90g，川杜仲 90g，益智仁 45g，生於术 90g，仙半夏 60g，橘红 60g，沉香 90g，菖蒲 90g，远志 27g，川续断 45g，桑寄生膏 120g，鹿角胶 120g，磁朱丸 180g，牛骨髓 120g。上药如法加炼蜜为丸，如梧子大，每服 9～12g。白汤加姜汁送下。

【赏析】

本案患者年事已高，但身体偏胖，俗语胖人多湿，且肝气素旺，肝风夹痰内扰，则舌体强硬，手足震颤。祝老据症辨证，又结合时当冬令、年老阳虚因时、因人制宜，施以平肝祛痰、温下潜阳之大法。方中补骨脂、淫羊藿、巴戟天、附子、韭子、小茴香、胡芦巴、杜仲、益智仁、续断、鹿角胶、牛骨髓温肾壮阳；枸杞子、桑寄生滋补肝肾；白术、半夏、橘红、菖蒲、远志化痰开窍；磁朱丸收敛潜阳。服用时用白汤（即面汤或米汤）加姜汁送服，目的是为了顾养胃气。

案 2 气血两虚，元阳衰惫案

梁先生，少壮形神憔悴，脑力衰薄，气血两虚，元阳衰惫。经曰："人之血气精神者，所以奉生而周于性命者也。"若不及早维护，势必成为损怯，宗《内经》"损者益之""劳者温之"立法。潞党参 90g，生西芪 90g，生于术 90g，朱茯神 90g，制首乌 120g，生白芍 45g，厚附子 90g，补骨脂 60g，菟丝饼 60g，枸杞子 60g，远志 24g，仙灵脾 30g，柏子霜 30g，酸枣仁 60g，仙半夏 30g，陈皮 24g，益智仁 30g，鹿角胶 120g，羊肉胶 120g。上药如法加炼蜜为丸如梧子大，每服 9g，米汤送下。

【赏析】

本案患者症状不多，但"形神憔悴，脑力衰薄"当属虚劳证。祝老治虚弱之病，善用温补之法，针对梁氏"气血两虚，元阳衰惫"之证，治用阴阳双补之法。方中附子、补骨脂、菟丝饼、仙灵脾、益智仁、鹿角胶温肾壮阳；党参、黄芪、白术、首乌、白芍、枸杞子、酸枣仁、羊肉胶补养气血；朱茯神、远志、柏子霜养心安神；半夏、陈皮行气除滞。全方炼蜜为丸，补而不滞，专为虚劳而设。

案3 少年元阳亏虚，气血不足案

*曾治一男性患者，16岁。气血两亏、面色㿠白，不思纳谷，精神萎顿，走路则气急，舌质淡红，脉虚细。乃进膏方：黄厚附子（先煎）、黄芪、党参、朱茯神各90g，酸枣仁60g，炙远志40g，活磁石（先煎）、制首乌各120g，补骨脂60g，仙灵脾40g，枸杞子、菟丝饼各60g，桑寄生90g，牛膝120g，炒白芍、益智仁各50g，鹿角胶、羊肉胶各120g，再加红枣冰糖收膏。病人家长取方后，心有不择，难道16岁之少年，可服此大剂温补乎！乃取方询问某医生，一见此方即曰："小儿为纯阳之体，以少年而论，亦属纯阳之列，而气血并补，并参与血肉之品，少年服之，害多益少，吾恐服此方将内热弥漫，疮疖丛生，以不服此补药为是。"家属心动，不敢煎膏。其叔亦知医曰："祝医生之膏方，气血双补，为此儿虚弱之要药。"于是遂免服一料，少年面色大有好转，再服两料，身体健康。

【赏析】

本案亦为虚劳证，患者为16岁少年。其面色㿠白，不思纳谷，精神萎顿，走路则气急，舌质淡红，脉虚细，脾肾亏虚，气血不足之证已显，故祝老治以温肾健脾，气血双补之法。方中附子、补骨脂、仙灵脾、菟丝饼、益智仁、鹿角胶温肾壮阳；黄芪、党参、白芍、羊肉胶、红枣健脾助运，补气养血；首乌、枸杞子、桑寄生、牛膝滋补肝肾；朱茯神、酸枣仁、炙远志养心安神；磁石收敛固摄，潜伏虚阳。因患者年少，家属初起持方不敢与服，试服一料，病证好转，疑虑全消，再服两料，病证痊愈。疗效已经说明一切。本案也告诉我们，虚劳患者，不分老幼，有是证则用是方，不必拘泥于年龄。

案 4　咳喘调理案

黄某，脾肾两虚，命火不足，消化不良，咳呛痰喘，前进汤剂，诸恙俱瘥。现当冬令收藏，再与药丸以善其后。乌附子、补骨脂、巴戟天、胡芦巴、仙灵脾、菟丝饼、生于术、云茯苓、姜半夏、炙苏子、炙百部、炙远志、川杜仲、小茴香、怀山药、款冬花、广陈皮、胡桃肉、川朴、玉蝴蝶（原稿均缺用量）。上药如法，炼蜜为丸如梧子大，饭前每服 9g，淡姜汤下。感冒停服。

【赏析】

本案为咳喘患者汤剂治愈后的调理案例。咳喘之发生，实与肺、脾、肾三脏密切相关，肺主宣发肃降，肾主纳气，脾属土而主运化，慢性咳喘患者到了疾病后期往往呈现肺、脾、肾三脏皆虚的证候。疾病新瘥，必当以膏、丸剂巩固，时值冬令，温补正当时。方中附子、补骨脂、巴戟天、胡芦巴、仙灵脾、菟丝饼、杜仲、小茴香、胡桃肉温肾纳气；白术、云茯苓、怀山药健脾益气；姜半夏、炙苏子、炙百部、炙远志、款冬花、广陈皮、川朴、玉蝴蝶止咳利咽，化痰行气；姜汤送服，温胃助运，利于药物吸收。本方针对脾肾两虚，命火不足，消化不良的咳喘患者，尤为适宜。

案 5　脾肾亏虚案

孟某，命门火衰，脾运不良，水谷之湿聚而为饮，当与益阳理脾，以培生气。生于术 60g，肉桂 6g，黄厚附子 30g，胡芦巴 15g，巴戟天 30g，硫黄 15g，远志 9g，炒茅术 60g，云茯苓 60g，仙半夏 60g，川朴 15g，砂仁 9g，化橘红 9g，益智仁 9g，小茴香 9g，川杜仲 30g，白芥子 6g，广木香 6g，九香虫 15g，虎肚 15g。上药共研细末，每服一茶匙，日三服，淡姜汤送下。

【赏析】

本案未述症状，仅言病机，祝老特针对"命门火衰，脾运不良，湿聚而为饮"之病机，治以"益阳理脾"之法。方中附子、肉桂、胡芦巴、巴戟天、硫黄、益智仁、杜仲、九香虫温肾助阳；白术、苍术、茯苓、虎肚健运脾气；远志、半夏、砂仁、化橘红、小茴香、白芥子温散痰湿；厚朴、木香行气除满。全方温肾与健脾并举，共调先后天之本。需要说明的是，虎肚为猫科动物虎的胃，载于《本草纲目》，用于治疗反胃吐食，多煅存性研末入丸散。

案6 冲任失调案

张某，气血虚寒，经络不得温解，心脾肾三阴俱衰，消化不良，冲任失调，宗《内经》"损者益之"为法。别直参30g，生于术120g，补骨脂60g，朱茯神60g，当归身60g，酒炒白芍60g，大熟地120g，仙灵脾30g，巴戟天60g，川杜仲60g，胡芦巴60g，制香附60g，西砂仁60g，黄附子60g，肉桂90g，小川芎24g，桑寄生120g，大腹皮60g，广陈皮30g，仙半夏90g。上药浸渍一昼夜，浓煎取汁，加入东阿胶120g、白蜜250g收膏，每服一汤匙，开水冲服。

【赏析】

本案亦未言症状，从"冲任失调"四字来看，当属女性月经不调患者。《素问·上古天真论》有言："女子七岁，肾气盛，齿更发长；二七而天癸至，任脉通，太冲脉盛，月事以时下，故有子。"乃指冲任二脉与女子月经来潮密切相关。中医学认为，心主血脉，推动血行；脾主运化，化生水谷精微；肾主藏精，主生殖。本案患者心、脾、肾三脏俱衰，导致气血不足，阳气亏虚，寒凝经脉，任冲二脉亏虚而失调。祝老治以温补心脾肾，补气养血之法。方中补骨脂、仙灵脾、巴戟天、杜仲、胡芦巴、附子、肉桂、桑寄生温补肾阳；红参、朱茯神、当归身、白芍、熟地、川芎、阿胶、白蜜补气生血，养心安神；白术、香附、砂仁、大腹皮、陈皮、半夏健脾燥湿，行气除满。全方补而不滞，服后气血得充，阳气回复，脾气健运，冲任得调，自然经水正常。

案7 精气内夺，肾失潜藏案

陈某，精气内夺，肾失潜藏，夏令病咳逆失血，与益阴固肾而瘥。现当蛰藏之际，应填补下元以栽培生气，宗"元气有伤，当与甘药"之例。潞党参 90g，老熟地240g，朱茯神90g，生龙齿90g，生于术120g，生黄芪90g，怀山药120g，酸枣仁60g，炙远志24g，巴戟天90g，沙苑子60g，枸杞子60g，菟丝子60g，金樱子60g，白莲须、心各30g。上药浸渍一宿，浓煎取汁，加东阿胶120g，白蜜250g收膏，每服一汤匙，开水冲服。

【赏析】

本案乃冬季膏方调补案例。病因夏令"咳逆失血""精气内夺，肾失潜藏"，虽经"益阴固肾"法治疗而愈，但元气已损，当需调补。时值冬季，万物蛰藏之际，祝老施以"补下元以栽培生气"之法。方中熟地、山药、巴戟天、沙苑子、枸杞子、菟丝子、金樱子、莲须、莲心补肾温阳、填精止遗；党参、茯神、龙齿、白术、黄芪、酸枣仁、远志补气健脾、养心安神；阿胶、白蜜滋阴润燥、养血补血。中医学认为肺司呼吸，为气之标，肾主纳气，为气之根。久咳既伤肺气，亦损肾精。肾失封藏，不能纳气，咳疾难除。祝老针对患者体虚肾亏之特点，采用补肾填精、健脾益气、培土生金的治法，乃至当可行之法，可为我等学医之人提供借鉴。

附录　祝味菊生平及学术思想

　　祝味菊（公元 1884～1951 年），生于四川成都，祖籍浙江山阴（今绍兴）祝家桥，晚年自号"傲霜轩主"，取"菊残犹有傲霜枝"诗意。沪上名医，民国年间"祝派医学"创始人。理论上重视阳气，临床以擅用附子著称，人誉"祝附子"，为火神派中独树一帜的著名医家。

　　祝氏先祖世代业医，因其祖父紫园公入仕，奉调进川，遂全家迁居四川成都。因早年丧父，弱冠从其姑父严雁峰襄理盐务于成都，其姑父先后请宿儒刘雨笙等授以医经。1908 年进入"四川陆军军医学堂"，攻读 2 年后，随该校日籍教师石田东渡日本考察医学。翌年回国，曾任成都市政督办署卫生科长、四川省立医院医务主任等职。1924 年因故弃官至沪悬壶，曾任神州国医总会执行委员，并与该总会及医界老友等筹办景和医科大学；执教于中国医学院、上海国医学院，并任上海中国医学院董事、新中国医学院研究院院长、新中国医院院长。

　　祝氏治学极其推崇张仲景、张景岳诸家，曾提出以八纲论杂病、以五段论伤寒的新理论。主张中医改革，1937 年与上海西医梅卓生、德国医生兰纳博士等合组中西医会诊所，开中西医结合之先河。其在临床上善用附子，与当世沪上医界的"轻清之风"迥异，但因其疗效独特，又被当时的一些温病学派名医所接受及推崇。

　　祝氏主要著作有《伤寒新义》《伤寒新解》《诊断提纲》《病理发微》《伤寒质难》等。其中代表作为《伤寒质难》。此书系其弟子陈苏生到祝家探讨学问，反复辩难，笔录当日之问答，积 3 年功夫，仿《内经》问答形式整理而成，成为研究"祝氏医派"的最重要文献。

　　祝味菊所处的年代，正值民族危亡、文化危亡的时刻。祝味菊的一生经历，折射出了 20 世纪上半叶中医发展过程中存在的矛盾、冲突、斗争、进步和发展，也可以说祝味菊是近代医学史上一个很有代表性的人物。兹就祝氏的学术思想介绍如下。

一、本体疗法，以人为本

祝氏极其重视人体的正气，并将其具体解释为人体的一些自身功能，如人体的自我保护、自我调节、自疗机能等。在祝氏看来，正气为人身之本，正气学说才是中医理论的核心。人以正气为本，那么任何医学都应以正气为诊疗指归，医家就必须观察正气变化、确立匡扶正气的治疗方法。对于疾病，祝氏认为是病原与病体的合成品，且"病原"繁多，而"本体"唯一，在治疗上，则有"治病"与"治人"之分，因此创立了以匡扶正气为主的本体疗法。他认为"治病"，仅能适用于狭义之病原，而"治人"本体疗法则应用无穷，历万古不变，是执简驭繁之道。祝氏还认为中医学的精髓就在于以正气为本，而仲景之学又是以正气为本的典范，于是祝氏创造性地用"抗能"来解释伤寒的六经学说。归纳祝氏治人为本的本体疗法，主要有下面一些观点。

（一）病原虽多，本体唯一

18世纪末，巴斯德发现了病菌，证明传染病是病原微生物引起的。西医的这种理论传入中国后，对中医外感热病理论形成巨大的冲击。祝氏主张用西医的理论来观察、理解中医。从西医的理论看，中医的外感热病，类似西医的急性传染病，由细菌原虫等病原体引起。祝氏将西医引入的细菌说融入中医病邪，认为细菌等微生物是有机之邪，而六淫外感是无机之邪。他认为"伤寒之成，有形之有机邪为主因，无形之无机邪为诱因。彼二邪者，狼狈为奸，每伺人于不察。""疾病种类繁多，一病而探出一种病原，一种病原而创制一种特效良药，仅为人类之一种理想。以今之所知，能确定其为病原体者，不过数十种而已，所谓能直接消除病原之药，亦如凤毛麟角，寥寥数种而已……是故病原疗法，不敷应用"。祝氏认为，在治疗上，既可有针对外因的病原疗法，即"治病"，又可有针对内因的治疗方法，即"治人"。为此，祝氏创立了以"治人"为主的"本体疗法"。

祝氏认为，病原疗法见效快、疗效显著，但病原疗法远不能满足病原体的繁多，而本体则唯一，相比之下，本体疗法有许多优越性。如其曰："一种疾病，可兼数种病原数种专药，每难同时并服。是故病原疗法，虽收覆杯愈病之效，而本体机能实有应变无穷之妙。病原体充斥宇宙，而应有之特效药未能普遍发明。原因疗法，推陈出新，往往昨是而今非，反观人体应付反射之机能，则百年如一日也。故曰，病原疗法，仅能适用于狭义之病原，而本体疗法则应用无穷，历万古而不变者也。"

然祝氏虽崇尚"本体疗法"，但并非要偏废病原疗法。他认为在临床中两种方法配合应用则可相辅相成，相互增强效力。如其曰："夫疗法者，可以愈病之法也。病原疗法，仅疗法中之一法耳。中医用雄黄、轻粉治梅毒，用使君子、鹧鸪菜治蛔虫，皆病原疗法也。然中医仅用为辅药，每每佐以调护正气之方，此标本兼顾之意也。治病取法，求愈病而已。有病原特效药，更能兼顾体质，则特效药之效力更确；无特效药，而能时时匡扶体力，亦可令正胜邪却，收化逆为顺之功。"

（二）治病求本，扶助正气

在传统的中医理论体系中，并没有明确提出"自我调节功能""自然疗能"等概念。祝氏认为，人体的这些自身功能，即是传统中医所指的"正气"。"中医治疗，向重正气。凡疾病之得失轻重，皆视正气之有无强弱为转移。但正气二字，在人体上究为何物，竟有此种左右疾病之能？从近世科学中揣摩揣测，吾以为中医之所谓正气，即西医之所谓自然疗能是也。"祝氏认为，正气决定人体发病与否和生死预后，他在《伤寒质难》中指出："抗力旺盛，则邪机衰老；抗力不足，则邪机猖獗。抗力决定愈期，亦决定死生。""一切证候，肇基于体力，解除痛苦，不可治病而忘人。""证候乃局部疾病之表现，体气乃整个人体之能力……证候为诊断上之参考资料，体气为用药上之进退准绳。熟悉证候，即能知疾病之所在，了解体力，允可收翊赞之功能。"祝氏所称之"抗力""体力""体气"，实质上都是指的人体正气。因此，通过匡扶体力或体气，同样可收正胜邪却、化逆为顺之功。由此，他极力推崇"本体疗法"。

二、重视阳气，强调扶阳

祝氏崇尚温阳，好用附子，人称"祝附子"。其温阳理论与其"以人为本"的医学理念息息相关，一脉相承。在临床中，他常通过"温阳"来"匡扶正气"，其温阳理论也是其以人为本的理念在其对阴阳学说阐释中的具体体现。

（一）阴阳之中，阳气为首

祝氏认为阴阳分别代表了机能与物质，人体抗病、转化物质等均依赖于人体的机能，即"阳"，因此，祝氏认为阴生于阳，阳用不误，则阴气自然源源不断，阴之用亦在阳，一切营养物质只有在阳气的作用下，才能为身体所用。阳气是生命活动的动力，人体脏腑的功能活动、物质的滋生变化、气机的升降出入，以至于整个生命活动，都依赖于阳气。祝氏认为，阳气体现了人体的抗病能力，这种抗病能力包括人体的自我调节功能、代偿功能，以及自疗作用。因此，在"阴"与"阳"的相互关系中，"阳"处于主导地位。而且祝氏认为重阳思想是中医的主流思想，并引证于《内经》《伤寒论》及张景岳等大家的医学理论。

如论述人体生理，祝氏说："人以阳气为生，天以日光为明。宇宙万物，同兹日光；贤愚强弱，同兹气阳。向阳花木，繁荣早春；阴盛阳虚，未秋先衰。""得阳者生，失阳者死……故医家当以保护阳气为本。"

论述病理，他说："抗力之消长，阳气实主持之。阳气者，抗力之枢纽也。""克奏平乱祛邪之功者，阳气之力也。夫邪正消长之机，一以阳气盛衰为转归。"

在治疗上，祝氏也十分重视阳气的作用。他说："无论有机之邪，无机之邪，其为病而正属虚者，总不离乎温法，此我祝氏心传也。"这表明，祝氏运用温法，不限于虚寒证，只要有正虚便可；也不限于虚证，邪实正虚亦可。

（二）阴平阳秘，阳常不足

祝氏认为，《内经·生气通天论》中的"阴平阳秘，精神乃治""凡阴阳之要，阳密乃固"等论断，充分反映了中医学从一开始就十分重视阳气，注意到了"阳"在"阴阳"相互作用中的主导性。他认为，阴并非多多益善，过多反而有害。他谈到："一切精血津液，涵濡营养，其目的无非供阳用耳。适用为平，过则无益，而又害之。是故血多者患充血病，液壅者患留饮病。生殖之精，及时产生，并非长期蓄积。一切分泌腺体，有不及，即有太过，有营养缺乏，即有营养过剩。是以甲状腺亢进，则为怵惕心悸，减退则为黏液水肿。脂肪过多，则为肥胖病，维他命过剩，乃有维他命中毒症。故阴以足用为度，不在于多也。"同时，他认为"阳不患多"，只要能秘藏。"火气有余，足以害物，是诚有之，是亢害之火也，非温养之火也。经云壮火食气，是亢僭之火也，非秘藏之火也。火气潜密，是谓少火，少火生气，所以生万物也，苟能秘藏，固多多益善也。经云：阴阳之要，阳密乃固，言阳秘则真阴自固也。"因此，亢阳之害，在于不能秘藏，只要能秘藏，阳就不患多。

另外，在对"阴平阳秘""阴阳之要，阳秘乃固"的阐释中，祝氏对"阳"之重在"秘"的理解，也成为其在温阳的实践中又着重推崇"潜阳"之法的肇端。

（三）未病重阴，既病重阳

祝氏虽重阳，但也注意到"阴"的重要性，因此提出了"未病重阴，既病重阳"的学术思想。他认为外感热病犹如战斗行动，正邪相争，抵抗不足者危，毫无抵抗者死，"阳气者，抵抗之先锋也"。故平时中阳未衰者，不妨滋阴润泽，着意营养，及其既病，则当首重阳用。谓曰："承平之时，修文为主，荒乱之世，崇武为尚。"因此，在治疗中，祝氏主导以扶阳，好用温阳之品，并创立了许多调整阳用的方药。他认为既病后，只要医者"顺其自然之趋势，调整阳用"，使阳用彰明，则疾病易于转机、向愈，而"阴"与"形质"之损，可稍缓处置。

对于温病学派在既病后重视滋补阴津的方法，祝氏认为仅适用于外感病中的某些证型，属"权宜之计"，如其曰："彼叶、吴倡立清滋诸方，皆气阳抗力有余，而物质消耗过甚，为一时挹注之计也。譬如战争，军火生产之量，不足以抵偿消耗，而格斗方炽，不胜且败，则举外债以济眉急，亦权宜之计也。然物资必经技术整理而后可以运用，所谓阴为体，阳为用，物质未经阳化不能自为滋泽也。尤拙吾曰，阳明津涸，舌干口燥，不足虞也。若并亡其阳，则殆矣。"

（四）善用附子，配伍独特

祝氏推崇、继承张仲景、张景岳的温补思想，崇尚温阳，在临床中常以附子为温阳的主药，因其好用附子，被当时的医界誉为"祝附子"。祝氏尝曰："附子为将军药，性极猛烈。用得其当，效如桴鼓。用失其当，其害立见，故必须仔细辨证而后用之。"他认为在临床用药时，选择附子的品种非常重要。温补元阳，首推黄附子，乌附及明附次之。黄附乃四川所产，由盐卤所制，毒性小，效力大。黄附子也是祝氏在临床中应用最多的一种附子。祝氏对于附子的煎服法也很讲究，凡是附子，不论何种类型，都先以热水煎煮半小时，再纳他药同煎，以不麻口为度。

为发挥附子"劫病救变"的将帅作用，并避其毒副作用，使之能应用于不同体质、不同病证，祝氏在前人的基础上又创立了许多附子的配伍方法，并将其总结归纳为"相佐、相制、相用、相得"。如"加沙参、麦冬为清肺，人参、甘草为益气，白术、干姜为扶脾，是相佐也；加地黄、龟甲为滋阴，是阴阳相配合，相颉颃也；加石膏、知母为清上，黄连、犀角为凉营，龙胆、黄柏为清下，是相制也；以甘佐以温、佐辛，如甘草、大枣、生姜、桂枝、麻黄等，是相用相得也。"祝氏认为如此配伍，"则上热下寒，外热内寒，标热本寒，阴阳俱虚，皆无往而非附子之对症，若知其一不知其二，知单味而不知复方，则自然视附子如毒蛇猛兽矣"。归纳祝氏经验，其常用附子的配伍方法有下面几种。

1. 温潜法

即将附子与磁石、龙牡等重镇药同用，是祝氏附子配伍运用中的一大特点，也是其温潜法的重要配伍方法。祝氏认为："虚人而躁甚者，气怯于内，阳浮于上，其为兴奋，乃虚性兴奋也，甘凉之剂，可令小安，缓和之效也，因其小效，而频服之，则气愈怯则阳愈浮矣，此非亢阳之有余，乃阳衰不能自秘也。大凡神经衰弱者，易于疲劳，又易于兴奋，滋阴清火之法，虽有缓解兴奋之效，然其滋柔阴腻之性，足戕贼元阳，非至善之道也。"此处所言虚火是气虚阳浮之症，与阴虚火旺不同。气虚是本，治当温补；阳浮是标，治当潜降。以滋阴清火法治之，虽有缓解兴奋之小效，然非至善之道。"气虚而兴奋特甚者，宜与温潜之药，温以壮其怯，潜以平其逆，引火归元，导龙入海，此皆古之良法，不可因其外形之兴奋，而滥与清滋之药也。"

温潜法用附子配伍磁石、龙牡等重镇潜下之药，温阳而又潜降，此乃祝氏所创。他认为，"附子兴奋，磁石镇静，兴奋伍镇静，失其兴奋、镇静，而为强壮，此犹红色与青色相合，失其原有之青红二色，而为绚烂之紫也。""刺激太过，佐以镇静……附子兴奋，配以磁石，则鲜僭逆之患。"

2. 温散法

即温热与辛散配伍，主要是用附子、干姜和麻黄、桂枝合用，在伤寒治疗中最为常见。他认为伤寒"诊治之要，外视表机之开阖，内察正气之盛衰"，开表需要辛散，倡用麻桂；正衰则需温补，常用附子。"苟其体虚而表又闭，则辛散之外，姜附亦所常用"。因此姜附、麻桂经常同用，为最具祝派风格的用药特点之一。

3. 温清法

即温热药与寒凉药配伍，将附子与石膏或羚羊角合用。他说："附子、石膏同用，一以扶阳，一以制炎。附子之温，固可减低石膏之凉，然不能消除其制止分泌之功。体虚而炎势过盛，重附而轻膏，仍是温壮之剂……石膏之寒，已足抵消附子之温，然附子虽失其热，而不减其强心之用。气盛而炎盛者，用寒多于用热，亦不失为清凉之方……此复方之妙也。"又言："羚羊治脑，附子强心，体虚而有脑症状者最宜。"

4. 温补法

即温热药与补益药相配伍，将附子与人参、熟地、枸杞、淫羊藿、菟丝子、补骨脂等补益药同用。祝氏推崇景岳之学，显然继承了温补思想，对久病虚损的病人尤擅此法。这一点似与郑钦安、吴佩衡等强调专用附子的特点有所不同。值得一提的是，在用汤方治疗虚损的同时，他还常常另用龟龄集、紫河车、鹿茸等药物配合温补，冬令则倡用膏方久服，尽显温补风格。

5. 温滋法

即温养与滋养合并使用，将附子与知母、首乌等同用。"少阳伤寒，气怯而津不足者，桂附温之则伤津，麦斛资之则碍阳，何以为治。"祝氏认为："温滋可以并用也，气怯而津不足，桂附汤中，重加知母，此扁鹊心法也。"对于老年便秘，祝氏常用温润之法，常以附子、桑椹、黑芝麻、磁石、火麻仁、制首乌、陈枳壳、酸枣仁等药为方，并另配服半硫丸。

6. 温散法

治阴疽要方阳和汤，方由熟地、鹿角胶、炒白芥子、肉桂、生甘草、姜炭、麻黄所组成，而祝氏于方中另加附子、磁石，治穿骨流注、缩脚阴痰、阴寒痹证等均效。祝氏曰："盖此方能振奋阳气，祛寒消肿也，但方中缺乏附子，为美中不足，余每次用阳和汤均加附子。"

7. 温下法

对于肠胃积滞一类的病证，江南多用凉下之法，而祝氏却常用温下之法，用附子之温热，配大黄加芍药黄芩汤，即附子、大黄、芍药、黄连、黄芩、当归、槟榔、木香、甘草、肉桂、桔梗。对于湿疹，祝氏认为与肠胃不清有关，治疗时常以附子、大黄温下，以白鲜皮、海桐皮、生姜皮、地肤子、苦参、生薏仁、陈皮祛湿止痒。

8. 温开法

对于胸痹之证，祝氏常用温开法治之。曰："寒气客于五脏六腑，因虚而发，上冲胸间，则胸痹。夫虚者，虽不明何种虚，余意为阳虚气短，是以仲景均用温开法，如瓜蒌薤白白酒汤、瓜蒌薤白半夏汤等均属妙方，胸痹之病颇多，根据病情用附子，功效尤捷。"

三、五段学说论伤寒

由于西医的传入，祝氏在研究了西医的病因学之后，对中医理论进行了一系列变革，从而形成了他自己的一套学术思想。他认为，既然肠伤寒的主要原因是细菌，那么致病之邪就不应分寒热，寒热反映的不是邪气的性质，而是正气的盛衰。"所谓寒热者，指病能之盛衰而言也，人体机能，富有感应，反应之强弱，寒热之征兆也，是故元气亢盛为热，机能衰微者为寒。"故祝氏认为，伤寒六经，寒热分明，所表现的不是邪气的强弱，而是正气的盛衰。他在阐释六经的实质时，创造了以"体力""抗能"来阐释六经的五段学说。其五段学说也正是其"以正气为本"的医学理念在阐释《伤寒论》时的具体体现。

他认为："疾病之来，引起体工之反应，不出五种阶段。于意何云？太阳之为病，正气受邪激而开始合度之抵抗也。阳明之为病，元气贲张，机能旺盛，而抵抗太过也。少阳之为病，抗能时断时续，邪机屡进屡退，抵抗之力，未能相继也。太阴少阴之为病，正气懦怯，全体或局部之抵抗不足也。厥阴之为病，正邪相搏，存亡危急之秋，体工最后之反抗也。一切时感，其体工抵抗之情形，不出此五段范围。此吾三十年来独有之心得。"下面将逐次介绍六经证候的五种不同"抵抗阶段"。

（一）太阳伤寒

祝氏认为太阳伤寒为人体对于邪毒开始合度之抵抗。因其先驱症状多见于表，故前人称太阳为表病。"诊治之要，外视表机之开合，内察正气之盛衰。"他认为："开之太过，名曰表亢；合之太甚，名曰表闭……气之太过曰亢，有余曰盛，不足曰怯，怯甚曰衰，不盛不怯曰和。"从治法来看，他认为："表闭深者，发之以峻；表闭浅者，发之以辛；表亢甚者，镇之摄之；表亢微者，缓之和之。"表之亢闭，指汗之有无。祝氏对于表机之开合，有峻、辛、镇摄、缓和四类治法。对于正气盛衰的治法，他谈到："气亢者，折之以寒；气盛者，和之以凉；气怯者，壮之以温；气衰者，扶之以热。"气之亢盛怯衰，指正气对病原的反应激烈与冷淡，有寒、凉、温、热四种治法。

其具体的方药是："表闭甚而里气不亢者，法主辛温，麻黄汤是也；气怯而甚者加附子，即麻附细辛汤是也；表闭而里气盛者，法主辛凉，银翘散是也，气亢而甚者加石膏，即大青龙汤是也；苟表闭而里气和者，辛平宣散，葱、豉、荆、防之属皆是也……故表亢而里气怯者，法主甘温，桂枝汤是也；表亢而里亦亢者，法主甘寒，白虎汤是也；表亢而里气盛者，法主甘凉，芦豉之类是也；表亢而里气和者，法主甘平，桑菊之类是也。"祝氏的诊治方法，已经超越了一般的治表概念。他认为，太阳表证是指正气开始合度抵抗，不是指邪气在表。因此，治疗上非常关注里气、正气。从而否定了千百年来指明六淫之邪为实有其物之沿误。现代研究认为所谓"病位在表"，只是理论上的一种抽象，其本质是机体对病邪诱袭所产生的一种全身性反应。这种思想与祝氏倡导的本体疗法有关。

（二）阳明伤寒

祝氏认为阳明伤寒为人体对于邪毒之反应失之过激也，属于抵抗太过。历来医家均称阳明病有入经、入腑之别，主用清下二法。祝氏则曰："入经入腑，乃从药效反溯而名之，皆为想象之词，以高热而用清，以排滞而用下，亦似是而非之说。阳明证为伤寒至于极期，正邪双方各为其生存而作殊死之战，抗力岂皆有余哉！清而下之，抑低其抗力，愈虚其虚矣。故阳明虽有可清可下之证，而无必清必下之理。体壮气盛之人，抵抗太过，兴奋甚，方可制亢以凉，一清而愈，白虎汤为正治。腑实之候，非必承气之证，其有宿滞陈积在上则宜消，在下则宜导；腑实而体虚，宜用温通；腑实而气盛，必俱见仲景可下之证，方可假手于一下而愈。下滞之药，为去病之用；温凉之性为疗人之方，不可治病而忘人！"

对于邪重而暴发，每能直接造成类似阳明证的疾病，祝氏认为，若机体正气不足，则不能用阳明证中的清下之法。并以疟疾为例，认为疟疾发热后，有的体力自如，有的困顿不堪，有的发而自休，有的发而不已，其转归亦因人而异。在治疗中，如体质为虚，则不能用清，仍当用温；即通常所谓疟为"脾寒"，常处以截疟七宝饮等温药。

（三）少阳伤寒

祝氏认为少阳伤寒为人体对于邪毒抵抗持续不济，未能协调也，但正气有可胜之潜力。其成因为内有障碍，脏腑功能不能自由发挥。如胸有积饮则汗出不达，肠有积滞则腑气不宣。水饮成于三焦之不利，积滞因于脾胃之不适。但此处之积滞，为传化失职，仅令妨碍抗能，未见抵抗太过之象，与阳明腑证有别，故虽曰腑实，亦当归于少阳，"此仲景柴胡汤所以有硝黄之加也"。

其治法为去其障，则正伸而邪达，法用和解；和者和其正气，解者解除其障碍。祝氏比喻为："譬如行旅，征马踟蹰，非马不前也，荆棘瓦砾障于途也。去其障，则昂然奔逸而莫能自制矣"，可称形象。具体方药为："如湿重而脾运受困者，茅术半夏宣发中阳，助麻桂以收和解达表之功；大便溏薄，则气怯无汗，麻桂柴葛之外，重与术附益果之属以固之；溺频而多，则液阻无汗，麻桂柴葛之外，兼与故纸覆菟之类以摄之；膀胱满而不能下者，法当渗利，五苓散主之等。障碍当视其性质之不同各予专药，如柴胡有宣畅气血、散结调经之效，故为少阳和解去障之专药。要之，正气未能协调者，则善为诱导。诱导者，损有余，补不足，以求机体动态平衡。"

（四）太阴、少阴伤寒

祝氏认为太阴、少阴伤寒均属抵抗不足。但它与少阳伤寒的抵抗不足有区别："大凡具有抗力而未能发挥者，谓之少阳；无力反应则谓太阴、少阴。故少阳不足在标，太阴少阴不足在本。"其原因为："素秉虚弱，一也；伤于药物，二也。人体素质之弱，或因先天不足，或因后天失调，或困于痼疾，或伤于新病，元气既怯，使人抵抗不足。久服寒凉，滥与攻下，发汗太多，生冷无节，元气既伤，亦能使人抵抗不足。"如"'太阴之为病，腹满而吐，食不下，自利益甚，时腹自痛'，此言胃肠不足，消化不良也；少阴篇曰'少阴之为病，脉微细，但欲寐也'，此言心脏不足，神用不彰也，仲景之所谓太阴少阴，乃代表一群之证候，吾之所谓抵抗不足，乃指整个体力之薄弱，用意之广狭，各不同也，少阴伤寒，抵抗不足也，言少阴而不及太阴者，简之也"。故太阴少阴伤寒，咎在阳气抗力之不足。不足曰怯，怯者温之，温药有扶阳助正、强壮之意。故其治"不足在表，温以卫之；不足在里，温以和之；形不足者，温之以气；精不足者，温之以味"。仲景之理中、吴萸、四逆、真武等，都是温阳之方。

（五）厥阴伤寒

祝氏认为厥阴伤寒为正邪相搏，存亡危急之秋，体工最后之反抗也。对于厥阴病的成因，祝氏这样讲到："今有壮实之人，卒病而为太阳阳明，医与叶王辛凉解表之法，亢热稍降，医者以为得手，续清不已，则阳明亢热，一寒而为太阳，再清而为少阳，清之不休，则为少阴，其抗力未泯，卒起为最后之反抗，则为厥阴。病有初治得手，而终局不良者，固挚成法之咎也。"其成因有患者体力之不足，也有医治不当所致。关于治法方药，祝氏认为："厥者极也。病危而人体抗力不能作最后之调正，则惟死而已。如阳亢不降，热厥不回，则燔灼而死，阴极不回，寒厥不止，则销没而亡。热厥而手足转温，为正胜阳复，为疾病转归之佳兆。寒厥治以回阳救逆，四逆汤或通脉四逆汤，见虚脱之状用四逆加人参汤。热厥治以清法或下法，直折其亢，白虎汤或承气汤类，所谓得凉则安，承乃制也，失凉则危，亢则害也。"病邪既退，得养则昌："真阴虚者，滋以养之；心阳衰者，温以养之；神惫者，养之以酣寐；心劳者，养之以恬淡。毋滞其阴，毋扰其阳，醒脾开胃，以纳谷浆，此外感热病善后之法也。"

祝氏总结曰：外感性热病，阳气为抗邪之先锋。"阳衰老一分，病进一分；正旺一分，则邪却一分"。因此他主张未病重阴，既病重阳，喻为"承平之时，修文为主；荒乱之世，崇武为尚"。故称善理阳气，则"五段"疗法得其要矣。"太阳伤寒，重在和阳；少阳有碍，重在通阳；阳明太过，重在抑阳；太阴少阴不足，重在扶阳；厥阴逆转，重在潜阳"。这对当时治外感热病喜用寒凉的偏见，不失为一有益的启示。

综上所述，祝氏"五段"之说，其立论注重体质内因，强调因人而异，抑亢扶怯，使之符合机体自然疗能，提高其自身抵抗能力；其治则首重阳气抗邪作用。

四、八纲论杂病

以阴阳、表里、寒热、虚实为辨证纲领，对疾病进行辨证论治，这在中医早有渊源。但从东汉下至明清，有八纲辨证之实，却只有八要、八字、八者等称呼。直接提出"八纲"一词来概括辨证要领，则推祝味菊为第一人。祝氏认为："杂病种类繁多，古人以为不出八纲范畴，明八纲，则万病无遁形矣。"祝氏认为五段之分可以辨"邪正相争之趋势"，八纲之分则可以辨"体工反应之表现"。其对"八纲"的阐释具体如下：

"所谓阴阳者，盖指病能而言也。阴为物质，阳为机能。形体有缺，名曰阴损；机能不全，是为阳亏。营养不足者，都为阴虚；动作无力者，尽是阳衰。一切废料郁结，弊在阴凝；举凡非常兴奋，咎出阳亢。疾病多端，非机能之失调，即形质之有变。病之分阴阳，所以别体用之盛衰，测气质之变化也。至于寒化为阴，火化为阳，入里为阴，出表为阳，虚者为阴，实者为阳，隐然又执八纲中之大纲矣。"

"所谓表里者，指疾病之部位而言也。病灶之所在，近表者为表病，附里者为里病；病势之趋向，外越者为邪出于表，内向者为邪入于里；病发于躯壳之外层者为表，深藏于躯壳之内部者为里；病在表为轻，在里为重，出表为顺，入里为逆。病之分表里，所以明内外，定远近，别亲疏，知顺逆也。何以故？人体主要脏腑，蕴藏于里，犹树之有根也；肌腠皮毛，骨肉经络，附丽于人体者，犹枝干叶苗也。邪之中人，在表为微，在里为甚，入腑者重，入脏者危。病由里出表者为顺，由表内陷者为逆。所以然者，部位不同，影响亦异也。"

"所谓寒热者，指病能之盛衰而言也。人体机能，富有感应，反应之强弱，寒热之征兆也。是故元气亢盛者为热，机能衰微者为寒；充血者为热，贫血者为寒。昔贤谓气有余便是火，气不足便是寒，病之分寒热，所以明气血之多寡，察抗力之盛衰也。"

"所谓虚实者，指正邪消长之形势而言也。机能有亢盛、有虚弱，物质有缺乏、有过剩，此正气有虚实也。病毒袭人，有良性者，有恶性者，有限制于一部者，有蔓延于遍体者，邪伏有深浅，邪发有迟速，此邪毒之有虚实也。《经》云'邪气盛则实，正气夺则虚'。此邪正相搏，体工失其平衡，而显虚实之证也。病之分虚实，所以明邪正之消长，知体力之亏盈也。夫病变万端，大致不出八纲范围。明八纲，则施治有所遵循，此亦执简驭繁之道也。"

以上就是祝氏的八纲学说的具体内容。他第一次创用"八纲"来归纳这一辨证论治体系，也是第一次对"八纲"辨证范畴明确了其内涵和相互关系。祝氏的这一学说，完成了"八纲"辨证从内容到形式上的统一。

五、重新认识四气五味

祝氏认为中药之寒凉温热四性是针对正气而言，而不是针对邪气而言，这是其赋予中药四性的新含义。他认为辛、甘、酸、苦、咸五味可选择性地作用于特定脏器，而寒、热、温、凉四气则对整个人体发生作用。药之"性"，乃用来疗人，药之"味"，乃用来治病。祝氏谈到："寒热温凉乃调整抗能之药。抗力太过者，折之以寒；抗力不足者，壮之以温；抗力旺盛，有偏亢之势者，和之以凉；抗力衰微，而虚怯过甚者，助之以热。寒热温凉，扶抑正气之符号也。"他认为，中医学于药物的四性之分，其实质目的在于调整人体抗力。如寒性药可以调整抗力太过，温性药可以补充抗力不足，凉药可以调整抗力旺盛而偏亢，热药可以调整抗力衰微，虚怯过甚。因抗力由体气的盛衰而左右，所以寒凉药或温热药主要视体气的不同而施用。这与祝氏对八纲是人体对疾病的反应这一认识是一致的。祝氏认为："药之四性寒热温凉，作用于全体者也，温药有强壮之功，热药具兴奋之效，凉药镇静，其用缓和，寒药抑制，近乎麻醉，此药性之四维也。"

从其治表的用药来看，可反映其理论精髓。"表闭甚而里气不亢者，法主辛温，麻黄汤是也，气怯而甚者加附子，麻附细辛汤是也。表闭而里气盛者，法主辛凉，银翘散是也，气亢而盛者加石膏，大青龙汤是也。苟表闭而里气和者，辛平宣散，葱豉荆防之属皆是。表闭乃肌表痞塞之义，郁者发之，辛味有宣散之功，佐温佐凉，体气之盛怯异也。""表亢而里气怯者，法主甘温，桂枝汤是也；表亢而里亦亢者，法主甘寒，白虎汤是也；表亢而里气盛者，法主甘凉，芦豉之类；表亢而里气平者，桑菊之类是也。"

六、对温病学派的重新认识

自从温病学派创立了独立的学术体系，寒温论争便从未断过。在寒温论争史中，祝氏对温病学的批判可谓是最为犀利的。他认为一切外感病都没有超出《伤寒论》的论述，温病学派所指的外感温病只是伤寒之一种。他讲到："仲景伤寒，历代所宗，虽有议者，未敢僭越。至吴又可而其说大变，有清叶、吴倡温热之论，伤寒捐弃，时方风行，而卒有陆戴之流辟之，然亦未能自外于温热。"

（一）温病乃伤寒之一种

祝氏反对温病学将外邪分为寒邪、温邪，温病与伤寒完全不同的说法。"寒温之辩，聚颂数百年矣，其主要之区别，在证候不在原因，然辩之者，必曰其因有别，其治有殊。"祝氏认为温病就是伤寒中症状偏于热者。"温热病者，病之偏于热也，即病者反应之偏于亢盛也，非实有温热之邪。亢盛之反应，即五段中之阳明也。伤寒可以包括温热，而温热仅占伤寒之一格而已。"

对于叶天士、吴鞠通等温病学家创立的温病学，祝氏并没有全盘否定。他认为温病学的创立有其历史与环境的原因，是矫正时弊的一种措施。

"彼天士之好用寒凉，环境使之然也。有清中叶，医者好用人参，习重温补。士大夫以受赐人参为荣，庶人以持赠人参为礼。士多养尊处优，民多安居乐业。浸浸百余年，相习成时风。驯至发散感冒，亦佐以人参，如参苏饮之类，比比皆然。天士出类拔萃，力矫时弊，知感之不宜温利也，创温热之门，以立异于伤寒。其用辛凉，乃为气盛而误补失表之用，所谓时时轻扬法也。彼时之人，气盛者多。疾病之反应，每易趋向太过，故可凉可清者亦多。叶氏力反时尚，独创新法，亦医林之俊杰也。后人不识气盛可清之理，恣用寒凉，去真远矣。"

"叶氏适应环境，而著述温热之篇，所以别于适用温药之伤寒，非另有温热之邪也。夫伤寒、温病，二而一，一而二也。言刺激则有伤寒之邪，言反应则有亢盛之体。邪正相搏，其抵抗之趋势，倾向太过者，即是温热之病。温热者，病之偏于热也，热者，人体反应之偏于亢进也。"

在祝氏看来，叶天士的功劳并非在于创立了温病学说，而在于对另一部分适用凉药的伤寒病，补充了治法而已。因为伤寒与温病本质上是一回事，伤寒本身包括温病。

（二）对传统六淫邪气的认识

在病因学说上，祝氏彻底否定了温病学说提出的"温邪"论。祝氏的批判，首先是基于其对病因的独特认识，他否定了千百年来六淫之邪为实有其物之观点，认为"病位在表"只是理论上的一种抽象。病邪并不能稽留于人体，外邪致病的表现，只是因为外邪引起了人体调节机能的变化，其本质是机体对病邪诱袭所产生的一种全身性反应。既病之后，邪不复留存。

"表不驻邪，无邪可达。达邪者，达表之意，非有邪可达也。风寒无形之邪，刺激体腔，及其着体，即不复存在，其诱起营卫之不调，乃人体本身调节之表现，表何尝有邪，又何尝有风可祛，有寒可逐乎？"

"风寒为气令之变化，可以刺激人体为病，而不能留驻于人体。风也、寒也，名虽有而实无也。夫空气流动，即成为风；低温气候，即是为寒。风寒不伤人，而人自伤之，何以故？邪之所凑，皆其气之虚。夫风寒鼓荡，人尽受之，而未必人尽有伤也。风寒刺激之力，若其强度非人体所能忍受，而超过吾人调节能力之上者，于是乎为病。其病也，仍是人体寻求调整之道，非实有风寒稽留于表也。"

有鉴于此，祝氏认为外感病因更无温邪可言。"当时之所谓伤寒，所谓温热，都为一种想象之邪。邪者，害正之物也。本无而忽有，名曰受邪。邪病之用温药而愈者，遂名之曰寒邪。邪病之用凉药而愈者，遂名之曰温邪。其因发汗解肌而愈者，曰邪在于表也；其因清泄攻导而已者，曰邪伏于里也。邪机之推测，乃从药效反溯而得之。""叶氏适应环境，而著述温热之篇，所以别于适用温药之伤寒，非另有温热之邪也。"对于中医中的"寒""热"之分，祝氏认为，寒热的证象，只是反映了体工阳气抵抗强弱的不同，寒温之辨其主要区别应在证候而不在于原因。至此，祝氏就彻底否定了温病学说中的温邪论，也否定了传统中医中六淫为实物的观点。

（三）对温病辨治体系的否定

祝氏认为，既然不存在温邪，那么温病学的卫气营血的辨证理论体系也是错误的。他认为叶天士所创的卫、气、营、血的辨证体系，纯属叶氏的想象之词。机体受邪后，体工产生应激反应，邪不复存矣，因此也不存在邪于卫、气、营、血的传变过程。"温热篇……其所叙之征候，不外各个病变之描写而已，其引用之术语，不过其私人之艺术思想而已，非真有温邪入营、入卫、入气、入血也。凡是术语，皆不可执着。吾于叶著之温热篇，综其大要，如是而已。叶著所谓温热病者，即余之所谓阳明伤寒也。""叶氏所谓外感者，非今之所谓外感也。外感无形之邪，表且不留，何法入营，何法入血，更何法逆传心包耶？"

为什么温病派医家能"熟悉疾病之趋势而不能改变其趋势"？祝氏认为是他们排斥伤寒法，不敢用温药。他们以为"温热之邪，于法宜用寒凉也""处方虽有前后缓急之法，而赏用清凉，其揆一也"。温病即便对于"湿胜阳微之体"，明知过用寒凉会"成功反弃"，仍认为"法当清凉"。叶天士曾谓"热病救阴犹易，通阳最难"。遗憾的是，温病派医家因为自身理论上的缺陷而排斥温法。祝氏亦云："叶氏之后，吴鞠通、王梦英辈推波助澜，以为叶氏之温热，足以颉颃仲景之伤寒，疵谬矛盾，不胜枚举。"

尽管祝氏批评否定温病学说，但对于它们的长处，也十分推崇。"叶氏以临床之经验，知气盛之人，其反应趋向于亢进，故避用温热；知病变之趋势，向表者多吉，故法取清扬。观察病变之过程，斑疹白瘖，厥脱谵妄，何者为顺，何者为逆，示人以预后之吉凶；描写征候之状态，舌苔齿牙，色泽声音，以至津汗便溺，何者当清，何者当温。启发辨证之机括，既详且明，足为临床之借镜。"可见祝氏对温病之评价，完全是站在有利于中医发展的客观角度，以能否提高临床疗效为准绳。

总之，祝氏的中医学术是在近代中西医碰撞、交流过程中成长与成熟起来的，他的学术理论融汇了较多的西医的内容。祝氏医学的核心理念为"以正气为本"，并为"正气"赋予了新的解释。他认为正气为人身之本，任何医学也都应以正气为诊疗指归。他强调中医学的精髓即在于"以正气为本"，而仲景学说又是其中的典范。祝氏重视人体本身所具有的功能，如自我保护机能、自我调节机能与自然疗能等，认为此自身功能即为"正气"。他创立了"以八纲论杂病、以五段论伤寒"的辨证论治体系。祝氏认为温阳即为匡扶正气，他对温病学理论进行了批判，对寒凉药的广泛应用进行了斥责。因此在临床中，祝氏好用温热之剂，并以附子为"劫变救逆"的温阳要药，并积累了大量运用附子的经验。祝氏是民国时期中西汇通的代表医家之一，他的独特理论思想必将指导后学，为广大同道研究仲景学说提供有益借鉴。